KB272100

혈우병

혈우병

이 책은 KMI 한국의학연구소의 제작 지원을 받아 출간되었습니다.

혈우병

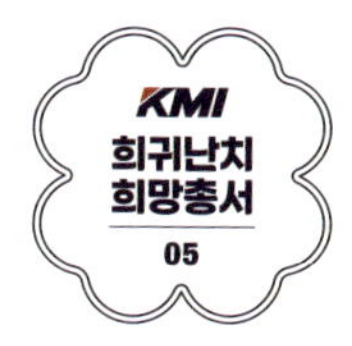

박영실 지음

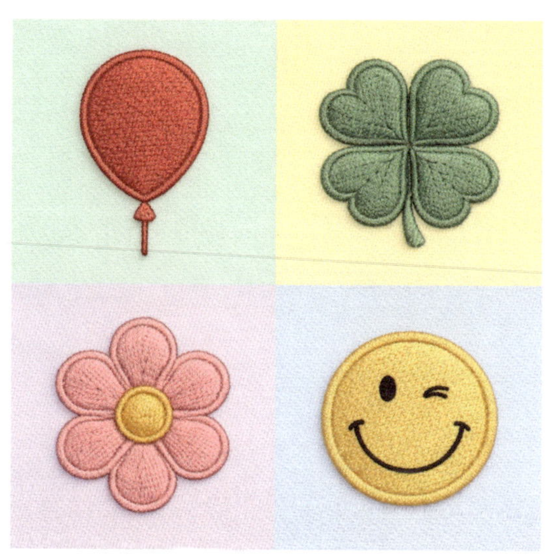

혈우병은 꾸준한 관리로
평범한 일상을 누릴 수 있는 병입니다

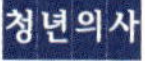

＊

혈우병은 꾸준한 관리로 평범한 일상을 누릴 수 있는 병입니다

오랫동안 혈우병은 '피가 멈추지 않는 병'이라는 오해와 막연한 공포 속에 두려움의 상징으로 남아 있었습니다. 하지만 실제 그 안을 들여다보면, 혈우병은 가족의 헌신과 꾸준한 관리, 그리고 회복을 향한 여정 속에서 '함께 살아갈 수 있는 삶의 한 부분'임을 알게 됩니다.

치료제도, 정보도 부족하던 과거에는 작은 상처조차 큰 위협이었습니다. 부모님들은 아이가 다칠까봐 노심초사하며 불안 속에서 하루하루를 보냈습니다. 하지만 오늘날의 혈우병은 과거와 완전히 다릅니다. 이제 혈우병은 '두려움의 대상'이 아니라, '함께 관리하며 평범한 일상을 누릴 수 있는 질환'이 되었습니다.

　진료실에서 마주하는 혈우병 환자와 가족들의 표정도 시간이 흐르며 많이 변해 왔습니다. 처음 진단명을 접했을 때의 당혹감은 여전하지만, 그 막막함을 일상의 관리로 바꾸어가는 과정은 과거보다 훨씬 견고해졌습니다. 의사로서 제가 그 곁을 지키며 보아 온 변화의 기록을 이제 한 권의 책으로 정리해 보려 합니다.

　저는 혈액질환을 진료하는 의사로서 많은 혈우병 환자와 가족을 만나 왔습니다. 진료실에서 가장 자주 듣는 질문은 이렇습니다.

　"이제 우리 아이도 친구들과 똑같이 운동할 수 있을까요?"

　"선생님, 저 운동 좋아하는데…… 해도 되나요?"

　과거에는 "아직은 어렵습니다"라는 무거운 대답을 드릴 때가 많았습니다. 하지만 지금은 조금 다릅니다. 꾸준한 예방 요법과 관리만 이루어신다면, 학교생활은 물론 운동, 여행 같은 평범한 일상도 충분히 가능합니다. "조심해라"라는 말 대신 "어떤 운동을 어떻게 시작할까"를 고민하게 된 것입니다.

혈우병은 유전질환이지만 '관리의 병'이기도 합니다. 꾸준한 예방 요법과 생활 습관 조절, 운동, 심리적 안정이 모두 치료의 한 부분입니다. 가족이 함께 배우고, 의료진과 꾸준히 소통하면서 관리할 때 비로소 출혈 없는 일상을 이어갈 수 있습니다. 혈우병은 결코 혼자 싸우는 병이 아닙니다. 올바른 치료와 관리, 그리고 믿음이 있다면 충분히 일상을 누릴 수 있는 병입니다.

오늘날 혈우병 환자의 하루는 과거와 확연히 다릅니다. 이제 환자들은 '출혈이 생기면 병원을 찾는 사람'이 아니라 '자신의 일상을 스스로 설계하는 관리자'가 되었습니다.

한 중학생 환자의 일과를 예로 들어보겠습니다. 이 학생은 아침에 일어나 익숙하게 자가 주사를 놓는 것으로 하루를 준비합니다. 학교에서는 친구들과 함께 체육 수업에 참여하고, 방과 후에는 적절한 강도의 근력 운동을 즐깁니다. 응고인자 주사나 치료제는 두려움의 대상이 아니라 일상을 유지하기 위한 일종의 안전장치입니다. 주사 요법과 일상의 균형을 잘 맞춘 환자에게 혈우병은 삶을 가로막는 장애가 아니라, 조금 더 세심한 주의가 필요한 생활의 일부일 뿐입니다.

처음 진단을 받은 가족들이 느끼는 공포는 대개 '정보의 부재'에서 옵니다. '평생 걷지 못하면 어떡하나', '사소한 상처에도 생명이 위험하지 않을까' 하는 걱정들입니다. 하지만 정기적인 예방 요법이 자리를 잡고 출혈 횟수가 줄어드는 것을 직접 경험하면서 가족들의 눈빛은 점차 안정을 찾습니다. 막연한 두려움이 구체적인 관리 지식으로 대체될 때, 환자와 가족은 비로소 병에 끌려다니지 않고 병과 함께 걷는 법을 배우게 됩니다.

혈우병 치료의 궁극적인 목표는 단순히 출혈을 멎게 하는 데 있지 않습니다. 환자와 가족이 더 이상 '혈우병 환자'라는 이름에 갇히지 않고 마음의 자유를 되찾는 것, 즉 최근 의학계가 주목하는 '혈우병을 넘어선 마음(hemophilia-free mind)'을 갖는 것입니다. 진정한 치료의 완성은 응고인자 수치를 높이는 것에 그치지 않습니다. 병이 있다는 사실은 인정하되, 그것이 내 삶의 모든 선택을 지배하지 않도록 마음의 자유를 얻는 것이 중요합니다. 질환에 매몰되지 않고 자신의 꿈과 일상을 당당하게 꾸려나가는 태도가 동반되어야 합니다. 이는 이 책이 지향하는 목표이기도 합니다. 출혈의 두려움이 아닌, 자신감과 평온함으로 하루를 보내는 삶. 그것이 진정한 치료의 완성입니다.

혈우병 치료는 이제 의사 혼자의 몫도, 환자 혼자의 숙제도 아닙니다. 최신 치료법과 정확한 정보, 그리고 이를 일상에 적용하려는 환자와 가족의 노력이 맞물려야 합니다. 지금 시점에 우리가 다시 혈우병을 '함께 관리하는 병'으로 정의해야 하는 이유는 현대 의학이 제공하는 혜택을 환자가 온전히 누리기 위해 '올바른 관리 문화'가 정착되어야 하기 때문입니다.

이 책이 혈우병을 처음 진단받은 가족에게는 '첫걸음의 안내서'가 되고, 오랜 시간 관리해 온 환자에게는 '확신과 위로'를 주는 책이 되었으면 합니다. 여기에 더해, 일반 독자들에게도 혈우병이 결코 특별한 병이 아니라는 사실을 알리고 싶습니다. 혈우병은 '드문 병'이지만 '홀로 가는 병'은 아닙니다.

혈우병은 더 이상 피가 멎지 않는 무서운 병이 아니라 꾸준한 관리로 평범한 일상을 누릴 수 있는 병입니다.

병'은 아닙니다.

혈우병은 더 이상 피가 멎지 않는 무서운 병이 아니라 꾸준한 관리로 평범한 일상을 누릴 수 있는 병입니다.

목차

PART 1

혈우병 이해하기

왜 피가 잘
멈추지 않을까?

"코피가 자주 나요."

"조금 부딪혔을 뿐인데 멍이 크게 들어요."

처음 외래 진료실을 방문한 환자들에게서 자주 듣는 이야기다. 일반적으로 가벼운 출혈은 일시적인 문제로 끝난다. 하지만 시간이 지나도 피가 멈추지 않거나 관절이나 근육 안에 출혈이 일어나는 일이 반복된다면 '혈우병(Hemophilia)'을 의심할 수 있다.

사실 출혈 증상은 여러 다양한 출혈성 질환과 관련될 수 있으며, 그 범주도 매우 넓다. 그중에서도 혈우병은 선

천적으로 우리 몸의 피를 굳게 하는 데 필요한 '응고인자'
가 부족하거나 제대로 작동하지 않아 생기는 질환이다.
중증 출혈성 질환 중에서는 가장 잘 알려진 편에 속한다.

보통 가벼운 상처는 몇 분 안에 피가 멎지만, 혈우병이
있다면 그 시간이 훨씬 오래 걸리거나 겉으로 보이지 않
게 몸 안쪽으로 피가 계속 흐르기도 한다. 특히 관절이나
근육 속 출혈이 있으면 외관상 멀쩡해 보이지만 부기나
통증이 생길 수 있다. 이는 혈우병의 특징적인 증상 중 하
나다.

그렇다면 혈우병 환자는 왜 피가 잘 멈추지 않는 걸
까? 이를 이해하려면 우리 몸의 정교한 '지혈 과정' 시스
템을 먼저 알아야 한다.

우리 몸의 지혈 과정[1]

출혈이란 피가 흐르는 혈관에 상처가 생겨 피가 나오는
것을 말한다. 혈관에 상처가 나 출혈이 생기면 우리 몸은
즉시 지혈이라는 복구 작업을 시작한다. 먼저 상처 부위
를 피딱지로 막아 더 이상 피가 새어 나오지 않게 하며,
이와 동시에 상처 난 혈관을 스스로 재생한다. 이 지혈 과

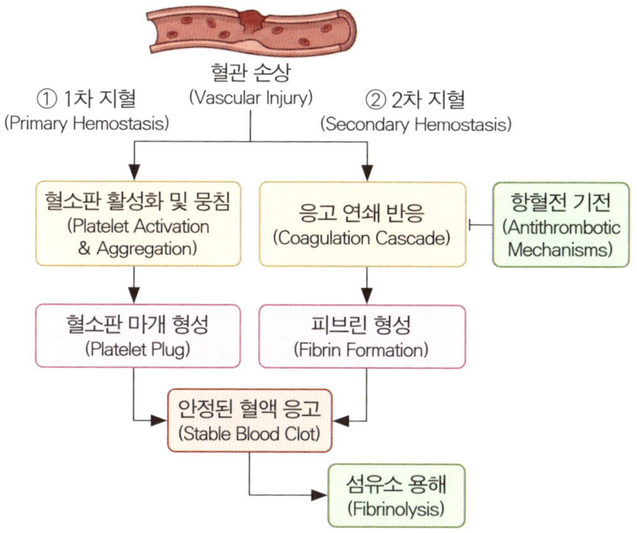

- 1차 지혈: 혈관이 손상되면 가장 먼저 혈소판(Platelet)이 달려와 상처 부위를 엉성하게나마 막는 '마개'를 만든다.

- 2차 지혈: 엉성한 혈소판 마개를 단단한 그물처럼 엮어 피딱지, 즉 '안정된 혈액 응고'를 완성한다. 이때 여러 단백질과 응고인자들이 순차적으로 작용하는 '응고 연쇄 반응'이 일어난다.

▲ 그림 1 우리 몸의 지혈 과정

정에는 혈소판과 여러 단백질, 응고인자들이 순서대로 작용한다[그림 1]. 그런데 만약 각각의 과정에 결핍이 있거나 기능적으로 이상이 있다면 어떻게 될까?

혈우병 환자의 경우, 지혈 과정에 관여하는 여러 물질

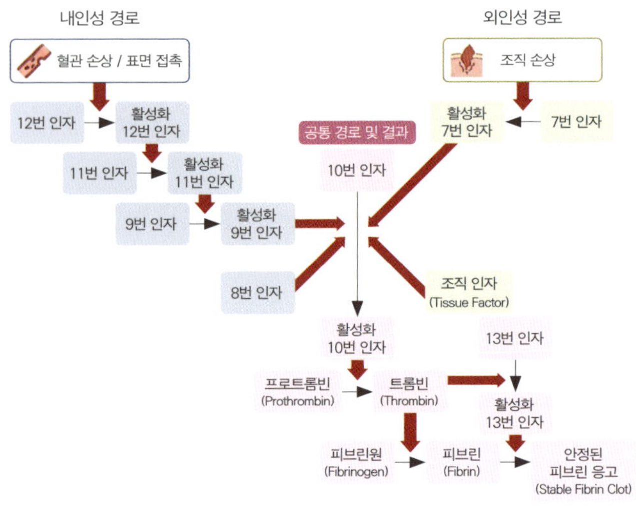

▲ 그림 2 혈액 응고 연쇄 반응(coagulation cascade)

중 '응고인자'가 부족하여 지혈 과정이 정상적으로 이루어지지 않는다. 혈관에 상처가 생겨 피가 나도 피딱지가 잘 생기지 않고 출혈이 멈추지 않게 된다.

혈우병 환자의 몸에서도 1차 지혈 단계인 혈소판 마개는 만들어진다. 하지만 문제는 그다음 단계인 '응고 연쇄 반응'에서 발생한다[그림 2]. 피를 단단히 굳히기 위해서는 여러 응고인자가 순서대로 제 역할을 해줘야 하는데, 혈우병은 이 복잡한 과정 중 특정 응고인자가 부족하여 발생한다. 도미노 중간 하나가 빠지면 끝까지 쓰러질 수 없듯이 응고인자가 부족하면 피딱지가 단단히 만들어지지 않아 출혈이 계속된다.

혈액 응고에 관여하는 핵심 단백질 응고인자

혈액 응고에 관여하는 단백질은 여러 종류가 있으며, 그중 핵심적인 역할을 하는 것이 바로 '응고인자'다. 응고인자는 총 13가지가 있는 것으로 알려져 있는데, 발견된 순서에 따라 각각 1번부터 13번까지 번호가 붙여졌다. 흥미로운 것은 이 번호가 우리 몸에서 작용하는 순서를 의미하는 것은 아니라는 점이다. 더구나 과학 기술이 발전하면서 3번, 4번, 6번 인자는 실제 응고인자가 아닌 것으로 밝혀져 현재는 응고인자로 인정되지 않고 있다.

이처럼 중요한 역할을 하는 응고인자가 양이 부족하거나 제대로 기능하지 못하면 우리 몸은 출혈을 막는 데 어려움을 겪게 된다. 그로 인해 출혈이 쉽게 발생하거나 오래 지속된다. 이때 어떤 번호의 응고인자가 부족한지에 따라 혈우병의 종류가 나뉜다.

예를 들어 혈우병 중 가장 흔한 종류인 혈우병 A는 제

8(VIII) 응고인자* 결핍으로 생긴다. 혈우병 A는 전체 선천성 출혈 질환 환자의 80~85%를 차지할 정도로 비중이 높다. 혈우병 B는 제9(IX) 응고인자 결핍으로 생기며, 전체 혈우병 환자의 15~20%를 차지한다.

『2024 혈우병 백서』에 따르면, 국내에 등록된 혈우병 A 환자 수는 1,835명, 혈우병 B 환자 수는 477명으로 보고되었다. 그 이외에도 혈우병 C로 불리는 11번 응고인자 결핍증, 7번 응고인자 결핍증, vWD(폰빌레브란트병) 등도 있으나 그 환자 수는 혈우병 A와 B에 비해 많지 않다.

그렇다면, 혈우병의 원인인 응고인자 결핍은 왜 생기는 걸까? 다음 장에서 이에 대해 자세히 알아보자.

---

* 이 책에서는 제8 응고인자, 제9 응고인자를 8번 응고인자, 9번 응고인자로도 표기한다.

단위: 명

구분	인원	비율(%)	신규등록 인원	비율(%)
혈우병 A	1,835	68.4	17	58.6
혈우병 B	477	17.8	5	17.2
vWD	170	6.3	1	3.4
I 인자 결핍증	12	0.4	0	0.0
V 인자 결핍증	10	0.4	1	3.4
VII인자 결핍증	57	2.1	0	0.0
X 인자 결핍증	3	0.1	0	0.0
XI인자 결핍증	47	1.8	0	0.0
XII인자 결핍증	4	0.1	0	0.0
XIII인자 결핍증	4	0.1	0	0.0
복합인자 결핍증	0	0.0	0	0.0
후천성 인자 결핍증	30	1.1	4	13.8
기타	35	1.3	1	3.4
계	2,684	100.0	29	100.0

※ 게재된 모든 자료들은 2024년 1월 1일부터 12월 31일까지를 기준으로 합니다.

▲ **표 1** 국내 응고인자 결핍 질환별 등록 환자 현황
(출처: 『2024 혈우병 백서』)

혈우병은
왜 생길까?

"왜 이런 병이 생긴 걸까?"

"내가 뭔가 잘못한 건 아닐까?"

처음 혈우병이라는 진단을 받으면 많은 환자와 가족이 이와 비슷한 질문을 한다. 먼저 분명히 이야기하자면 혈우병은 누구의 잘못 때문에 생기는 병이 아니다. 그렇다면 혈우병은 왜, 어떻게 생기는 걸까?

혈우병은 우리 몸의 유전자 가운데, 지혈에 필요한 특정 응고인자를 생산하는 유전자에 돌연변이가 생기면서 발생하는 질환이다. 돌연변이로 인해 해당 응고인자가 충분히 만들어지지 않거나 만들어져도 제대로 기능하지 못하게 되면서 출혈이 멈추지 않게 된다. 이는 태어날 때 이미 정해진 것으로, 생활 습관이나 양육 방식과는 무관하다.

혈우병은 선천성 질환이다. 하지만 선천성이라는 말이 태어나자마자 바로 진단된다는 뜻은 아니다. 증상이 가볍거나 일반적인 통증으로 여겨지는 경우, 다음의 사례처럼 청소년기나 성인이 되어서 진단되는 경우도 적지 않다.

40년 만에 병명을 알게 된 환자

40세 남성 환자가 2~3일 전 과음을 한 이후 무릎 관절이 부었다며 병원을 찾았다. 이 환자는 고등학교 시절 해당 부위를 다친 이후로 일 년에 한 번 정도 무릎이 붓고 아픈 증상이 반복되었다고 했다. 원래 관절이 여기저기 자주 아프기도 했던 터라 그저 관절이 약한 편이라고 여겼고, 진통소염제를 복용하거나 쉬면 괜찮아지기도 해서 따로 병원을 찾아 진료를 받지는 않았다고 했다.

처음 병원에 내원했을 때는 류마티스 질환을 의심해 여러 검사를 시행했다. 그런데 무릎 관절 부종을 검사하기 위해 관절천자*를 하던 중 관절 안의 출혈이 확인되었다. 뒤이어 혈우병을 의심하며 시행한 추가 검사에서 8번 응고인자 수치가 3%로 확인되었고, 결국 '중등증 혈우병'을 진단받았다. 환자는 40년 만에 자신의 통증에 병명이 있다는 사실을 알게 되었다.

이 환자처럼 증상이 가벼운 경우, 혈우병은 오랫동안 모르고 지내다가 성인이 된 후에야 진단받기도 한다. 늦게 알았다고 해서 잘못된 것은 아니다. 언제 발견했느냐보다 중요한 것은 이제 원인을 정확히 알고 관리할 수 있게 되었다는 사실이다.

혈우병을 이해할 때 오해하는 부분 중 하나가 '유전'에 관한 것이다. 혈우병은 기본적으로 응고인자 유전자에 생긴 돌연변이가 유전되어 발생하는 질환이다. 그러나 일부는 유전이 아닌 특발성 돌연변이로 인해 혈우병이 나타나기도 한다. 이 경우에는 가족 중에 혈우병 환자가 전혀 없을 수도 있다. 그렇기에 가족력이 없다는 이유만으로 혈우병 가능성을 배제해서는 안 된다.

---

* 관절 안에 바늘을 넣어 관절액이나 혈액을 빼내거나 약물을 주입하는 시술.

혈우병의 발생 과정

이제 혈우병의 유전적 발생 과정을 살펴보자. 혈우병 A와 혈우병 B를 결정하는 8번 응고인자와 9번 응고인자 유전자는 성염색체인 X 염색체에 자리하고 있다. 이 때문에 혈우병 A와 혈우병 B는 성염색체 열성 유전질환으로 분류된다.

성염색체는 남성은 X와 Y(XY), 여성은 X와 X(XX) 형태로 이루어져 있다. 남성은 X 염색체가 하나뿐이기에 X 염색체에 돌연변이가 있을 경우 혈우병이 나타난다. 대부분의 혈우병 환자가 남성인 이유다.

혈우병인 남성은 보인자인 어머니의 결함 유전자를 50%의 확률로 받아 발생한다. 아버지의 X 염색체는 아들에게는 가지 않고 딸에게만 가므로, 아버지가 혈우병인 경우 아들은 모두 정상, 딸은 모두 보인자가 된다[그림 3].

여성은 X 염색체가 두 개여서, 한쪽에 변이가 있어도 다른 한쪽이 정상 기능을 하면 대부분 증상이 거의 없는 보인자거나 가벼운 정두의 출혈성 경향을 보이는 정도가 된다. 하지만 아주 드물게, 여성에게서도 혈우병이 발생할 수 있다. 정상 기능을 하는 X 염색체가 제 기능을 하

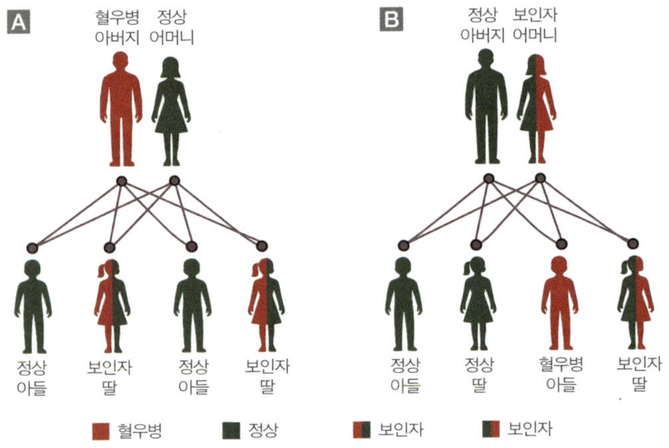

- A. 아버지가 혈우병인 경우 아들은 모두 건강하지만, 딸은 모두 보인자가 됨.
- B. 어머니가 보인자인 경우 아들은 50% 확률로 혈우병 환자가 되고, 딸은 50% 확률로 보인자가 됨.

▲ 그림 3 X 염색체를 통한 혈우병 유전 양상

지 못하는 다른 원인이 있거나 8번, 9번 응고인자 외의 응고인자가 문제일 경우에 생긴다. 여성 혈우병에 관해서는 뒤에서 좀 더 자세히 설명할 예정이다.

왜 병이 생겼는지 그 원인을 아는 것은 병을 다스리는 힘을 갖는 첫 번째 과정이다. 유전적 차이는 우리가 선택할 수 없지만 진단 이후의 삶은 충분히 선택하고 조절해 나갈 수 있다. 원인과 그에 따른 치료 과정을 잘 이해하고

나면 치료를 받고 건강하게 일상을 관리해 나가는 데 도
움이 될 것이다.

몸이 보내는 신호,
혈우병의 증상

혈우병이 있으면 출혈이 쉽게 생기고, 멈춘 듯이 보였다가도 다시 출혈이 이어지는 경우가 자주 생긴다. 출혈이라고 하면 흔히 외관상 피가 흐르는 상황을 떠올리기 쉬운데, 혈우병의 경우에는 몸속 깊은 곳에서 나도 모르게 출혈이 발생할 수 있다. 겉으로 피가 눈에 보이지 않는다고 하여 출혈이 없는 것이 아니기 때문에 더 주의 깊게 살펴야 한다.

혈우병의 가장 특징적인 출혈 양상으로는 관절 출혈과 근육 출혈이 있다. 이 두 가지 출혈은 혈우병 환자의 일상에 가장 밀접하게 나타나는 증상이기도 하기에 세심한 관찰과 관리가 무엇보다 중요하다.

어린 시절의 증상

먼저 성장 단계에 따라 나타나는 출혈의 양상을 살펴보자. 혈우병의 주요 원인이 되는 8번 응고인자와 9번 응고인자는 모두 태반을 통과하지 못한다. 이로 인해 태아 시기, 또는 출생 직후에도 출혈 증상이 나타날 수 있다.

예를 들어, 신생아 시기에는 두피혈종이 생기거나 드물지만 두개 내 출혈이 발생하는 경우도 있다. 만약 예방접종과 같은 근육주사를 맞는다면 접종 후 주사 부위에 심한 부종이나 근육 출혈이 생길 수도 있기에 주의 깊게 살펴봐야 한다.

아이가 기어다니기 시작하면 몸 여기저기에 멍이 잘 드는 모습이 눈에 띄기 시작한다. 이때 멍이 색깔만 푸르게 보이는 정도를 넘어 피하 출혈로 인해 멍울처럼 만져지거나 이 상태가 오래 지속되는 경우노 있다. 이런 모습이 보이먼 그낭 지나지지 밀고 혈우병 신호를 의심하고 검사를 받아보는 것이 좋다.

중증 환자에게 나타나는 자연 출혈

중증 혈우병 환자의 경우에는 외상이 없어도 자연 출혈이 발생할 수 있어 위험 신호를 더 세심히 파악해야 한다. 이러한 출혈은 관절과 근육에서 흔히 나타나는데, 그중에서도 관절 출혈(혈관절증, 관절강 내 출혈)은 혈우병 환자들이 가장 자주 마주하게 되는 대표적인 증상 중 하나다.

관절에 출혈이 발생하면 무릎, 발목, 팔꿈치 같은 관절 속에 피가 고이면서 관절 부위가 붓고, 아프며, 열감이 느껴진다. 겉으로 보이는 상처나 멍이 없어서 처음에는 단순한 성장통이나 관절 통증으로 오해하기도 한다. 그러나 관절에 출혈이 반복되면 점차 관절 손상이 진행되어 혈우병성 관절병증으로 진행될 수 있기에 진단이 늦어지지 않도록 주의해야 한다. 또한 중증 환자의 경우 크게 다치지 않아도 자연 출혈이 생길 수 있기에 더욱 각별한 주의가 필요하다.

잘 몰라서 진단이 늦어지는 경우

혈우병 가족력이 없어 해당 질환에 대해 잘 모르거나 중증 혈우병이 아니라 진단이 늦어지는 일도 적지 않다. 앞

장에서 말한 40대 남성의 사례처럼, 관절이 자주 붓고 아픈 증상을 단순히 관절 문제로만 여기고 여러 검사를 진행하다가 관절천자에서 관절 내 출혈이 확인된 후에야 혈우병으로 진단받는 경우도 있다. 또한 반복적인 관절 출혈이 관절통으로만 인식되어 관절염이 진행된 이후에 진단되는 사례도 있다.

"아이가 관절 출혈인데 제가 모르면 어떡하죠?" 진료실에서 보호자 분들이 가장 자주 묻는 질문 중 하나다. 그럴 때 나의 대답은 항상 같다. "걱정 마세요. 관절 출혈은 모르고 지나가기가 어렵습니다."

관절 내에 출혈이 생기면 관절이 붓고 아프며 움직일 때마다 통증이 발생한다. 그렇기에 모르고 지나갈 수가 없다. 어린아이의 경우도 평소와 다른 움직임을 보이며 신호를 보낸다. 기어다닐 때 한쪽 팔에 힘을 주지 못하거나 몸을 세워 걸음마를 시키려 해도 한쪽 무릎을 잘 펴지 못하고 지탱하지 못하는 모습을 보이기도 한다. 평소와 달리 '이상하다' 생각되는 이런 신호에 귀를 기울이는 것이 중요하다.

눈에 보이지 않는 근육 출혈

혈우병의 또 다른 특징적인 증상은 근육 출혈이다. 일반적으로 어딘가 부딪쳐 타박상을 입으면 우리 피부는 파랗게 멍이 든다. 이것이 우리가 일반적으로 알고 있는 살갗 속에 피가 맺힐 때 보이는 현상이다. 그런데 혈우병 환자가 겪는 근육 출혈은 일반적인 멍이나 피하 출혈과 달리 겉으로 보기에 피부색 변화가 거의 없다. 대신 속이 붓고 (부종) 아픈 증상으로 나타난다.

근육 출혈은 주로 큰 근육인 다리, 엉덩이 근육 속에서 발생하는데, 해당 부위가 단단해지며 붓고 짓누르는 듯한 통증이 느껴질 수 있다. 경우에 따라서는 부어오른 근육이 주변 신경을 누르면서 저림 증상이 나타나기도 한다.

혈우병 환자의 근육 출혈은 자연적으로도 발생할 수 있으나 주로 외상이나 격렬한 운동 후에 발생하는 경우가 많다. 웨이트 트레이닝을 과하게 한 후 근육통인 줄 알았다가 통증이 오래가는 것을 이상하게 여겨 내원한 후 진단을 받은 환자도 있다. 진단 전인 아이들은 예방접종을 맞은 뒤 주사 부위가 크게 부풀어 올라 근육 출혈을 발견하기도 한다. 겉으로 보이는 멍이 없으니 깊은 부위의 근육 출혈임을 인지하지 못하고 오래 두었다가 내부 종괴가 생겨 검사를 하게 되는 사례도 종종 있다. 따라서 평소보다 통증이 심하거나 오래간다면 우리 몸이 보내는 신호일 수 있으니 주의 깊게 살펴야 한다.

특히 주의해야 할 장요근 출혈[2]

근육 출혈 중에서도 특히 주의가 필요한 중증 출혈로는 장요근 출혈이 있다. 장요근은 허리뼈에서 시작해 골반을 지나 허벅지 안쪽으로 이어지는 큰 근육으로, 다리를 들어 올리거나 걷는 데 중요한 역할을 한다. 특히 이 근육은 몸 깊은 곳에 자리하고 있어, 겉으로 보거나 만져서 정확하게 상태를 확인하기가 어렵다.

장요근은 해부학적으로 깊이 자리하고 있고, 혈류가 풍부한 근육이다. 그렇다 보니 출혈이 생기면 복강 안쪽까지 큰 출혈로 이어지기도 한다. 문제는 겉으로는 전혀 티가 나지 않아 진단까지 시간이 오래 걸릴 수 있다는 점이다.

다음과 같은 증상이 있으면 장요근 출혈을 의심해 볼 수 있다. 장요근에 출혈이 발생하면 복통이나 옆구리 통

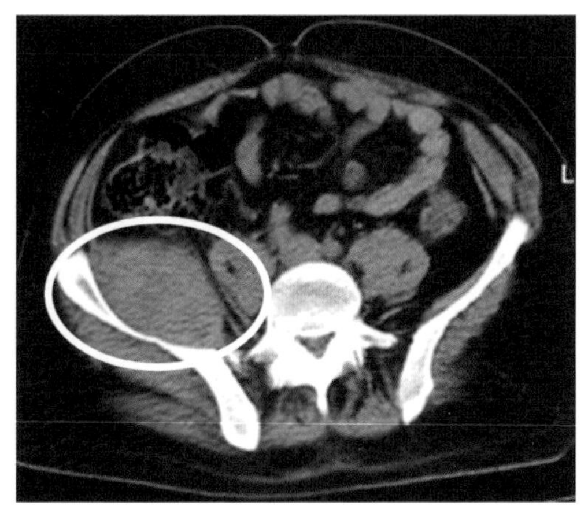

▲ **그림 4** 우측 장요근 출혈 CT 사진. 복부 안쪽의 출혈이므로 많은 출혈로 이어질 수 있어 주의가 필요하다. (출처: J. Clin. Med. 2022, 11(12), 3322; https://doi.org/10.3390/jcm11123322)

증, 또는 사타구니 통증을 호소할 수 있다. 또 고관절을 움직일 때 통증이 심해 고관절을 펴 바로 눕기 어렵거나 구부릴 때 아파하기도 한다. 출혈 부위나 양에 따라 대퇴 신경이 압박되면 대퇴부 앞쪽의 감각이 둔해지거나 저린 증상이 동반될 수도 있다.

그러니 만약 아이가 다리를 펴지 못하고 쩔쩔매거나 평소와 다른 복통 등을 호소한다면 주저하지 말고 병원을 찾아야 한다. 병원에서는 환자의 병력과 진찰 소견에 따라 장요근 출혈이 의심되면 초음파나 CT 검사를 실시해 정확한 진단을 내릴 수 있다.

장요근은 우리 몸에서 가장 큰 근육 중 하나로, 출혈이 생기면 출혈량이 많을 수 있어 부족한 응고인자를 즉시 충분히 투여해야 한다. 상황에 따라 입원 치료가 필요할 수도 있다. 장요근뿐만 아니라 엉덩이 근육이나 대퇴부 근육 역시 우리 몸의 큰 근육이다. 이 부위에 출혈이 의심될 때도 지체하지 말고 병원을 찾아 응고인자 투여 치료를 받아야 한다.

조기 발견과 예방 관리가 중요한 질환

혈우병에서 출혈은 참 까다로운 증상이다. 겉으로 피가 흐르거나 멍이 들면 바로 대처할 수 있지만, 몸 깊은 곳에서 생기는 관절 출혈이나 근육 출혈은 겉으로 출혈을 예상할 뚜렷한 멍 등을 동반하지 않는 경우가 많기 때문이다. 특히 혈우병 진단 선이라면 출혈로 인식하지 못하고 시나가는 경우기 적지 않다.

익숙한 증상이 아니다 보니 '원래 관절이 약해서', '운동을 무리해서'라고 생각하고 그사이 진단이 늦어지는 경우를 진료실에서 종종 보게 된다. 물론 이는 환자나 보호자가 주의를 기울이지 않아서가 아니다. 혈우병의 출혈이 워낙 일반적이지 않은 모습으로 나타나기 때문이다. 하지만 이런 방식으로 출혈이 반복되면 관절 손상이나 만성 통증, 장애 등으로 이어질 위험이 높다. 그렇기에 더욱더, 혈우병은 조기 발견과 예방 관리가 중요하다.

관절 출혈이나 근육 출혈을 중요하게 언급했지만, 잇몸 출혈이나 코피처럼 겉으로 드러나는 출혈도 문제가 된다. 물론 이런 증상은 혈우병이 없는 사람에게도 흔히 나타날 수 있다. 다만 혈우병이 있는 경우에는 더욱 주의가 필요하다. 치과 치료나 작은 시술·수술 후에 피가 잘 멎지 않거나, 멈춘 것처럼 보였다가 다시 출혈이 반복되는 양상을 보이기 때문이다.

예를 들어 대장내시경을 하며 용종 절제를 한 경우, 일반 환자보다 출혈이 오래 지속될 수 있다. 실제로 중등증 혹은 경증 혈우병 환자들을 진료하다 보면, 진단 이전에 용종 절제 후 출혈로 고생했던 경험을 이야기하는 사례가 적지 않다. 뒤늦게 보면 분명 혈우병의 신호였으나, 당시에는 쉽게 짐작하지 못하고 원인을 찾지 못해 고생한 경우다.

드물지만 치명적인 출혈

혈우병 중에서도 가장 중증의 출혈로 꼽히는 것은 뇌출혈(두개 내 출혈)이다. 발생 빈도는 낮지만 일단 발생하면 생명을 위협할 수 있는 치명적인 출혈이다. 신속한 치료가 필요한 경우라고 할 수 있다. 심한 두통, 반복적인 구토, 의식 저하 증상 등이 나타나면 지체 말고 즉시 의료기관을 방문해야 한다. 매우 드물지만, 이러한 증상이 응급 신호라는 점은 반드시 알고 있어야 한다.

증상을 나열하다 보니 혈우병 환자와 그 가족들의 걱정이 앞설 수 있겠다는 염려가 든다. 하지만 이러한 정보를 우리가 미리 알고 익히는 이유는 '더 안전해지기 위해서'다. 조기에 발견하고 적절히 관리한다면 출혈로 인한 손상을 빨리 막고 활기찬 일상을 살아갈 수 있다. 몸이 보내는 신호를 잘 알아차리는 섬세함이 혈우병 환자와 그 가족의 내일을 지킨다.

혈우병 진단과 중증도

그렇다면 혈우병은 어떻게 진단할까? 혈우병 진단은 먼저 환자의 병력과 가족력, 출혈 양상을 파악하고, 이를 확인하는 혈액 검사를 통해 차근차근 이루어진다.

유아기에는 예방접종 후 주사 부위에 유난히 심한 멍이나 부종이 생기거나, 기어다니고 걸음마를 하는 시기부터 반복적인 멍, 혹은 관절이 자주 붓는 모습이 관찰될 때 혈우병을 의심할 수 있다. 이러한 신호는 보호자가 "뭔가 이상하다"고 느끼는 첫 단서가 된다.

혈우병은 진단 자체가 어렵거나 복잡한 질환은 아니다. 다만 출혈 문제나 일상 속 의심 신호를 발견하고 그 원인으로 혈우병의 가능성을 의심하여, 검사로 이어지게 하는 일이 중요하다. 앞선 과정이 있다면, 진단은 비교적 명확하게 이루어진다.

혈우병 진단을 위한 검사들[3]

혈우병의 진단을 위해서는 먼저 혈액 검사를 한다. 보통 출혈성 경향을 보이는 환자는 혈우병뿐만 아니라 다른 출혈성 질환의 가능성을 함께 고려해 선별 응고 검사를 시행하는데, 혈소판 수 및 혈소판 기능 검사, 프로트롬빈 시간(prothrombin time, PT) 검사, 활성화 부분 트롬보플라스틴 시간(activated partial thromboplastine time, aPTT) 검사 등이 일반적이다. 이는 출혈성 경향이 있을 때 가장 기본적으로 시행하는 검사들로, 출혈이 잘 멎지 않는 이유가 있는지, 몸의 지혈 작용이 전반적으로 잘 작동하고 있는지 살펴보는 첫 단계의 기본 검사들이다.

검사 결과, 프로트롬빈 시간(PT)이 연장되어 있다면 7번 응고인자 결핍증을 의심할 수 있고, 활성화 부분 트롬보플라스틴 시간(aPTT)이 연장되어 있다면 8번, 9번, 11번 응고인자 결핍증을 의심할 수 있다. 물론 응고인자 결핍이 아니더라도 여러 이유로 연장될 수 있기 때문에, 이 검사 결과만으로 성급하게 결론을 내리지는 않는다. 진료를 통해 출혈 양상에 대한 병력을 확인한 후, 정확한 진단을 위해 다음 단계인 응고인자 활성도 검사를 시행한다.

혈우병 확진을 위해서는 응고인자 활성도 검사가 필요하다. 의심되는 응고인자의 활성도를 측정하여 어떤 응고인자가 부족한지, 그 정도가 어느 수준인지, 어느 단계의 중증도인지를 확인할 수 있다. 혈우병에서는 해당 응고인자의 활성도가 40% 미만일 경우 응고인자 결핍증으로 진단하는데, 이 세부 수치에 따라 중증, 중등증, 경증 등으로 중증도를 분류한다. 이에 대해서는 '혈우병의 중증도 단계(41쪽)'에서 좀 더 자세히 다루도록 하겠다.

최근에는 유전자 검사도 시행하고 있다. 혈우병 진단은 응고인자 활성도 검사만으로도 충분히 가능하지만, 가족력이 없거나 보인자인지 확인이 필요한 경우에는 유전자 검사가 도움이 된다. 또한 혈우병이 어떤 돌연변이로 인해 발생했는지 파악하여, 향후 치료 중에 생길 수 있는 중화항체 발생 위험도를 예측할 수도 있다.

중화항체 검사도 있다. 중화항체란 응고인자 치료 과

정에서 투여한 응고인자를 우리 몸이 외부 물질로 인식해 면역반응을 일으켜 발생하는 항체로, 억제인자라고도 부른다. 이 항체가 형성되면 응고인자 치료 효과가 떨어질 수 있기 때문에, 치료 중 의심되는 상황이 생기거나 조기 발견을 해야 하는 상황이라면 주기적으로 중화항체 검사를 시행하게 된다.

중화항체 검사는 혈우병을 처음 진단할 때 필요한 검사는 아니지만, 진단 이후 치료를 받는 과정에서 환자들에게 중요한 검사다. 다만 가족력이 없는 후천성 혈우병의 경우에는 초기 진단 시기에 중화항체 검사가 중요하다. 원인을 정확히 파악하여 치료 전략을 제대로 세우기 위해서다.

혈우병의 중증도 단계

이렇게 검사를 하고 난 후 혈액 속 응고인자 수치(활성 수준)에 따라 혈우병은 **중증, 중등증,** 경증의 세 단계로 나뉜다. 이는 혈우병 A와 혈우병 B에 농일하게 적용된다.

중증도는 활성 수준 수치로 구분되지만, 이는 단순히 숫자의 차이만을 의미하지 않는다. 단계별로 임상적인 증상과 예후에 차이가 있기 때문이다. 출혈이 나타나는 방식, 빈도, 그에 대한 관리 방향 또한 단계마다 다르기에, 중증도는 환자가 증상에 어떻게 대응하고 어떻게 예방할지를 알려주는 중요한 기준이 된다.

중증 혈우병은 혈중 응고인자 활성이 1% 미만인 경우다. 이 단계에서는 특별한 외상 없이도 자연 출혈이 자주 발생하며, 관절, 근육, 연부조직 등에 반복적인 출혈이 나타날 수 있어 적극적인 예방과 치료가 필요하다.

증상은 비교적 이른 시기에 나타나는 경우가 많다. 빠른 경우, 아이가 기어다니기 시작하거나 잡고 서면서 몸에 멍이 자주 드는 모습이 첫 증상으로 나타난다. 간혹 부모님들이 "아이가 갑자기 한쪽 다리에 힘을 주지 않아요", "한쪽 발을 딛으려 하지 않아요"라고 표현하기도 하는데, 이때 확인해 보면 무릎 관절에 출혈이 발견되기도 한다.

중등증 혈우병은 응고인자 활성이 1% 이상 5% 미만인 경우다. 이 단계에서는 외상이나 수술, 치과 치료 후 출혈이 나타날 수 있으며, 때때로 자연 출혈도 발생할 수 있다. 관절 출혈의 위험은 중증보다 낮지만, 반복될 경우 관절 손상 등 문제로 이어질 수 있기에 주의가 필요하다. 중등증 혈우병은 증상이 뚜렷하지 않은 경우도 많다. 만약 가족력이 없다면 어린 시기에 진단되지 않아 '멍이 자주 드는 편이구나', '피가 잘 안 멎는 체질인가 봐' 정도로 생각하며 지나칠 수도 있다. 앞서 소개한 40대 남성의 사례처럼 성인이 되어서 진단되는 경우도 드물지 않다.

실제로 초등학생 환아 중에는 축구를 한 이후 처음 관절 통증이 나타났고, 이후 반복되는 관절 통증으로 여러 검사를 받고 수술까지 진행한 뒤에야 중등증 혈우병으로 진단된 일도 있다. 이처럼 중등증 혈우병은 겉으로 보이는 멍이나 흔적이 없고 통증이 심하지 않은 상황도 많아 진단이 늦어지는 경우가 종종 있다.

최근 중등증 환자 중에 심한 관절염이 발생한 상태로 내원하는 환자들을 종종 만난다. 중등증 환자는 자발적 출혈이 중증 환자만큼 자주 발생하지는 않아 예방 요법이나 응고인자 투여에 익숙하지 않다. 하지만 반복되는 관절 출혈은 결국 관절염으로 이어질 수 있기에 세심한 치료가 필요하나.

마지막으로 **경증 혈우병**은 응고인자 활성이 5% 이상 40% 미만인 경우로, 일상생활 중 출혈이 거의 없고 외상

구분	응고인자 활성도	주요 증상 및 특징
중증	1% 미만	특별한 이유 없는 자연 출혈 빈번 영유아기 조기 진단 가능
중등증	1% 이상~5% 미만	외상·수술 후 출혈 가끔 발생하는 자연 출혈, 관절 손상 등 주의
경증	5% 이상~40% 미만	큰 외상이나 수술 시에만 출혈 성인이 되어 발견되기도 함

▲ 표 2 혈우병 중증도에 따른 주요 증상 및 특징

이나 수술 시에만 출혈이 나타나는 경향이 있다. 이 때문에 평소 증상 없이 혈우병이라는 사실도 모르고 지내다가 우연히 치과 치료를 받은 후, 또는 수술을 계기로 처음 발견되는 경우도 흔하다.

편도선 수술을 앞두고 우연히 혈우병을 발견한 어린이 환자도 있었다. 한 초등학생 남자아이가 편도선 수술을 위해 이비인후과에서 수술 전 검사를 시행하다가 지혈 관련 검사 수치에 이상이 발견되어 정밀 검사를 받았다. 이 아이는 과거력이나 가족력에서 특별한 출혈 문제가 없었지만 응고 시간 검사(aPTT)에서 연장이 반복 확인되었고, 응고인자 활성도가 19%로 나타나 경증 혈우병 A로 진단되었다. 이처럼 경증 혈우병은 환자나 환자 가족은 '아무 문제 없다'고 생각하며 지내 오다가 우연히 발견되는 경우가 많다.

중증도라는 말이 주는 무게 때문에, 진단을 받은 뒤 필요 이상으로 병을 심각하게 받아들이는 이들도 있다. 하지만 꼭 그렇게 받아들일 필요는 없다. 중증도는 병의 무게를 단정 짓는 말이 아니라 앞으로 무엇을 조심해야 하고 언제 치료가 필요한지를 알려주는 하나의 기준이다.

같은 중증도라 하더라도 개인에 따라 증상의 양상은 다를 수 있고, 치료에 어떻게 임하고 생활을 관리하느냐에 따라 삶의 질도 달라질 수 있다. 막연하게 두려워하기보다 좀 더 안전하게 살아가기 위한 기준과 방안을 알게 되었다고 생각하면 마음이 조금은 가벼워질 것이다.

특별한 상황의 혈우병: 항체가 생긴 혈우병 환자

혈우병은 앞에서 살펴본 검사들을 통해 대부분 진단할 수 있다. 중증도에 따라 맞춤 치료도 바로 시작할 수 있다. 그런데 혈우병을 진단받고 치료를 시작하다 보면 조금 다른 양상의 '특별한 상황'을 마주하는 경우가 있다. 여기서는 그 이야기를 해보려 한다.

보통 우리가 '항체'라고 하면 우리 몸을 지켜주는 '이로운 방어군'을 떠올린다. 하지만 혈우병 치료 과정에서 만나는 '항체'는 조금 다른 의미를 지닌다. 바로 항체가 '억제인자' 역할을 하기 때문이다. 항체가 생긴 혈우병 환자의 치료는 조금 다르게 접근해야 한다.

혈우병 치료에서 중요한 항체 이상 반응[4]

앞에서 언급했듯이 '항체'는 우리 몸의 면역반응과 관련된 개념이다. 면역반응이란 우리 몸이 외부에서 들어온 병원체나 이물질을 인식하고 제거하기 위해 면역세포와 항체가 작동하는 생물학적 방어 과정이다.

우리는 흔히 예방접종을 하고 나서 "항체가 생겼다"고 말한다. 이처럼 예방접종을 통해 일부러 만들어내기도 하는 항체는 일반적으로 우리 몸을 보호하는 이로운 존재로 받아들여진다.

그런데 혈우병 환자에게는 조금 다른 상황이 생길 수 있다. 결핍된 응고인자를 보충하기 위해 치료약제인 응고인자 제제를 투여했을 때, 몸이 그 응고인자를 '외부에서 들어온 이상한 단백질'로 인식하고 방어하는 면역반응을 일으키는 경우가 있기 때문이다. 이때 만들어지는 항체는 투여된 응고인자가 제대로 효과를 발휘하지 못하게 하기에 '중화항체' 또는 '억제인자(Inhibitor)'라고 부른다.

혈우병 치료 과정에서 항체가 발생하면 투여된 응고인자와 결합해 그 작용을 방해하기 때문에 응고인자를 아무리 주사해도 출혈이 잘 멈추지 않게 된다. 이렇듯 항체 발생은 응고인자 치료 과정에서 가장 주의 깊게 살펴야 할 중요한 이상 반응이라고 할 수 있다.

그렇다면 이런 이상 반응은 언제, 누구에게 주로 생길 까? 혈우병 A 환자의 약 25~30%에서 이 항체가 생길 수 있다고 알려져 있다. 이는 일시적으로 생겼다가 사라지는 항체까지 포함한 수치다. 보고마다 조금씩 다르긴 하지만, 장기적으로 지속되는 고항체(high-titer inhibitor) 발생은 약 10% 내외로 보고되며, 국내 환자를 대상으로 한 조사에서는 이보다 더 낮은 것으로 보고된다. 혈우병 B 환자에서는 항체 발생률이 1~5% 미만으로, 혈우병 A 환자에 비해 훨씬 낮은 편이다.

치료 초기 발생 위험 가장 높아

중요한 것은 '치료 초기' 시기다. 항체는 응고인자 투여 후 발생하는 면역반응이기 때문에 몸이 응고인자를 처음 접하고 탐색하는 기간에 많이 발생한다. 특히 지속적으로 응고인자 투여가 필요한 중증 혈우병 환자의 치료 초기에 발생 위험률이 가장 높다.

응고인자 노출 일수(Exposure Days, EDs)*를 기준으로 20일에서 50일 사이에 전체 억제 항체의 60~90%가 발생하는데, 특히 누적 노출 일수가 20일 전후일 때 발생 위험이 가장 크다고 알려져 있다. 필요해서 투여하는 응고인자이지만 몸 입장에서는 평소 없던 단백질이 들어오니 특히 치료 초기에 면역반응이 예민하게 나타나는 것이다.

항체 발생에 영향을 주는 요인

그렇다면 혈우병 환자의 치료 과정에서 나타나는 이상 반응인 항체 발생에 영향을 주는 요인은 무엇일까? 연구에 따르면, 한 가지 요인이 아닌 여러 요인이 복합적으로 작용해 항체 발생에 영향을 준다고 한다. 크게는 우리가 바꿀 수 없는 '유전적 요인'과 치료 과정에서의 '환경적 요인'으로 나뉜다.

항체 발생 위험에 영향을 주는 유전적 요인으로는 먼저 응고인자 유전자의 변이 종류를 들 수 있다.

---

* 응고인자를 투여한 날을 1일로 계산한 총 일수다.

예를 들어, 큰 결실(large deletion)*이나 무의미 돌연변이(nonsense mutation)처럼 단백질이 아예 만들어지지 않는 유전자 변이를 가진 경우, 몸이 주입된 응고인자를 완전히 생소한 단백질로 인식하여 항체를 만들 가능성이 높다. 이에 반해 경미한 변이(missense mutation)로 몸에 일부 응고인자가 있는 경우에는 항체 발생 가능성이 상대적으로 낮다.

가족력 또한 중요한 유전적 요인이다. 가족 중에 항체가 생긴 혈우병 환자가 있다면 본인에게도 항체가 발생할 가능성이 더 높아지는데, 이는 항체 발생 면역반응 특성이 유전적으로 결을 같이 하고 있음을 보여준다.

치료 환경도 영향을 미친다. 먼저 너무 이른 시기(생후 첫 20일 이내 또는 6개월 미만)에 치료를 시작한 경우 항체 발생 위험률이 다소 높아질 수 있다. 또한 대부분의 항체는 치료 초기 노출 일수 50일 이내에 발생하기에, 이 시기에는 투여 빈도나 용량, 투여 상황(감염이나 출혈 등) 등 항체 생성에 영향을 줄 수 있는 요인에 대해 세심한 관찰과 주의가 필요하다.

---

* DNA의 꽤 넓은 구간이 통째로 소실된 유전자 변이를 뜻한다.

급성 스트레스 상황에서의 대량 투여도 주의해야 한다. 심한 출혈, 감염, 수술과 같이 면역계가 활발히 작동하고 있는 상황에서 고용량의 응고인자를 처음부터 대량으로 투여하면, 항체 발생 위험이 커질 수 있다. 면역계가 '이물질이 대량으로 침입했다'고 인식해 과도한 반응을 보일 수 있기 때문이다. 이때도 투여 용량과 빈도 등을 세심하게 판단하여 진행해야 한다.

치료에 사용된 응고인자 제제의 종류도 요인이 될 수 있다. 일부 연구에서 혈장유래 제제보다 재조합 제제에서 항체 발생이 더 많다는 보고도 있었으나, 이에 대한 연구 결과가 일관되지 않아 아직 명확한 결론은 없는 상태다. 다만 초기 재조합 제제 중 동물 단백질이 포함된 제품에서 항체 발생이 더 많았다는 보고가 있었다. 최근 널리 사용되는 3세대 재조합 제제는 항체 발생 위험이 특별히 크지 않은 것으로 알려져 있다.

항체 검사가 필요한 상황

항체 생성 여부는 정기적인 검사를 통해서 확인할 수 있다. 특히 충분한 용량의 응고인자를 투여했음에도 출혈이 잘 조절되지 않는다면 항체 발생을 의심하고 검사를 시행하는 것이 바람직하다.

앞서 설명했듯이 항체는 초기 치료 시기, 특히 응고인자를 투여하기 시작하여 노출 일수 50일까지 발생 위험률이 가장 높기에 이 시기에는 정기적인 항체 검사를 권장한다. 이후에는 환자 상태에 따라 6~12개월마다 검사해 볼 수 있다. 또한 수술이나 침습적인 시술을 앞두고 있을 때도 예상되는 지혈 반응을 알아보기 위해 사전에 항체 여부를 확인하는 것이 중요하다.

정기적으로 응고인자를 투여하며 잘 지내던 환자가 평소보다 멍이 더 자주 생기거나 일상적으로 하던 운동 후 출혈 소견이 나타나면, 이 역시 항체 발생 의심 신호이므로 검사가 필요할 수 있다. 무엇보다 혈우병 환자에게 항체가 생기면 응고인자의 효과가 떨어지고 예방 요법 또한 충분한 효과를 내지 못하게 된다는 점을 기억해야 한다.

항체가 생긴 환자의 치료법[5]

그렇다면 항체가 생겨 기존 응고인자가 효과를 내지 못할 때는 어떤 치료법을 써야 할까? 항체가 생기고 나면 기존 응고인자 제제 치료가 잘 듣지 않기 때문에 출혈 조절과 예방을 위한 치료 전략이 더욱 중요해진다. 이때는 우회 방법을 통해 혈액 응고를 유도하고 항체를 제거하는 치료법을 쓸 수 있다. 또한 출혈을 방지하기 위한 예방 요법을 활용할 수도 있다.

먼저 항체가 생긴 환자에게 출혈이 발생하면 '우회 인자(Bypassing agents)'를 투여한다. 이는 항체를 피해 다른 경로로 혈액 응고를 유도하는 치료제다. 대표적으로 aPCC(활성화 프로트롬빈 복합체; 훼이바)와 rFVIIa(유전자 재조합 제7응고인자 제제; 노보세븐)가 있다. 이 두 약제는 항체의 영향을 받지 않아 항체가 있는 환자의 출혈 조절에 사용할 수 있다.

항체를 없애는 면역관용 요법(Immune Tolerance Induction, ITI)도 있다. 이는 반복적으로 응고인자 제제를 주입하여 몸이 더 이상 응고인자를 '외부 물질'로 인식하지 않도록 면여게를 훈련히는 치료다.

보통 환자 상태에 따라 주 3회에서 매일 고용량의 응고인자를 투여하며, 치료 기간은 수개월에서 1~2년까지 소요될 수 있다. 치료 기간이 길고 부담이 될 수 있지만,

항체를 없애고 기존 응고인자 치료를 다시 가능하게 한다는 점에서 중요한 치료법이다. 연구에 따르면, 완전 성공률은 약 70%, 부분 성공까지 포함하면 80~90%에 이르며 국내 보고에서도 80% 이상의 좋은 성공률을 보이고 있다.

항체 환자의 출혈 예방을 위해 훼이바를 주기적으로 투여하는 예방 요법을 쓸 수도 있다. 최근에는 혈우병 치료 분야에서 새로운 약제들이 개발되어 사용 중이거나 임상시험이 진행되고 있다. 이 약제들은 항체를 없애는 것은 아니지만, 항체가 있는 환자에게 투여하여 효과를 나타내는 약제들이다.

최근에는 항체 환자에게 에미시주맙(상품명: 헴리브라)이 출혈 예방을 위해 새롭게 사용되고 있다. 이는 8번 응고인자의 역할을 대신할 수 있는 이중특이성 단클론항체[*]로, 응고인자 제제가 아니어서 항체 유무에 상관없이 투여할 수 있고 출혈 예방효과를 기대할 수 있다. 이에 대한

---

[*] 두 가지 서로 다른 항원을 동시에 인식하고 결합할 수 있도록 인공적으로 설계된 항체를 말한다.

내용은 '혈우병 치료의 새로운 약제들(84쪽)'에서 좀 더 자세히 설명할 예정이다.

혈우병 B 환자의 '항체 발생' 경우

조금 더 특수한 경우로 혈우병 B 환자에게 항체가 발생하는 사례도 있다. 혈우병 B 환자에게 억제인자인 항체가 생기는 경우는 전체의 약 1~5%로, 혈우병 A에 비해 매우 드문 편이다. 『2022 혈우병 백서』에 따르면, 국내에서는 단 7명으로 보고되고 있다.

항체가 있는 혈우병 B 환자의 가장 큰 특징은 항체가 발생하면서 종종 심한 알레르기 반응을 일으킨다는 점이다. 9번 응고인자 제제 투여 초기에 아나필락시스와 유사한 심각한 알레르기 반응이 나타날 수 있으며, 이는 억제인자가 생겼다는 신호일 가능성이 높다. 따라서 9번 응고인자 제제 투여 초기에는 자가주사보다 병원에서 의료진의 관찰 아래 투여하는 것이 바람직하다.

만약 응고인자 투여 후 호흡곤란이나 피부 발신, 혈압 저하 같은 증상이 나타난다면 즉시 투약을 중단하고 억제인자 검사를 시행해야 한다. 또한 혈우병 B 환자에게 항체가 생기면 투여한 응고인자 제제가 바로 중화되어 효과를 내지 못하므로, 이때는 다른 방법으로 출혈을 멈추게 해야 한다.

이때 사용하는 약제로는 앞서 설명한 '우회인자' 약제인 aPCC와 rFVIIa가 있다. 다만 aPCC에는 미량의 9번 인자가 포함되어 있어 과거 알레르기 반응이 있었던 환자에게는 위험할 수 있다. 이런 경우에는 rFVIIa 단독 사용이 권장된다.

억제인자를 없애기 위해 혈우병 A 환자에게는 일정 기간 고용량의 인자를 반복 투여하는 면역관용 요법(ITI)을 시행하기도 한다. 그러나 혈우병 B 환자에게는 이 방법의 성공률이 낮은 편이다. 치료 중 단백뇨나 신증후군 등이 발생한다고 보고된 바 있으며, 특히 알레르기 반응을 동반한 환자는 ITI 시행 도중 합병증 위험이 더 크다. 그렇기에 ITI를 시도한다면 면역억제제를 병용하는 등 고위험 환자에 맞춘 세심한 관리가 필요하다.

과거에는 항체가 있는 혈우병 B 환자는 효과적인 예방 치료가 어려워 잦은 출혈로 고생하는 경우가 많았다. 하지만 최근에는 새로운 비인자 치료제와 유전자 치료가 등장하면서 치료 전망이 점차 나아지고 있다. 실제로 근래 치료 현장에서는 환자들이 새로운 치료제나 면역관용 요법(ITI) 성공 후 응고인자 제제를 주기적으로 투여하며 안정적으로 지내는 경우를 볼 수 있다.

항체는 분명 혈우병 환자의 치료 과정을 고되게 만드는 장애물이다. 하지만 결코 멈춰 서게 만드는 장벽은 아니다. 환자 개개인의 특성과 면역반응을 고려한 안전한 우회로와 새로운 치료법이 계속 개발되고 있기 때문이다. 물론 발생하지 않도록 초기 치료 과정에서 주의가 필요하며, 되도록 빨리 확인하는 것이 중요하다. 항체가 생긴 상황에서도 충분히 치료가 가능하니, 의료진과 함께 적극적으로 치료하고 꾸준히 관리해 나가길 바란다.

특별한 상황의 혈우병: 여성 혈우병 환자와 보인자

진료 현장에서 만나는 많은 환자들이 "우리 딸은 괜찮을까요?", "여자 형제가 결혼을 앞두고 있는데, 검사가 필요할까요?" 하며 걱정 섞인 질문을 던지곤 한다.

혈우병은 일반적으로 남성에게만 발병하고 여성은 보인자(carrier)로만 존재한다고 알려져 있다. 하지만 실제로는 여성도 혈우병 환자로 진단받거나 혈우병과 같은 출혈 증상을 겪는 경우가 있다. 『2024 혈우병 백서』에 따르면 국내 여성 혈우병 환자 및 보인자는 혈우병 A 39명, 혈우병 B 17명이다.

여성 혈우병의 원인

여성에게 혈우병 증상이 나타나는 원인은 몇 가지 기전으로 설명할 수 있다. 가장 대표적인 것이 'X 염색체 무작위 불활성화(X-inactivation)'라는 기전이다.

여성은 두 개의 X 염색체를 가지고 있는데, 우리 몸은 이 중 하나를 무작위로 비활성화하고 나머지 하나만 사용한다. 이때 정상 유전자가 있는 X 염색체가 비활성화되고 돌연변이가 있는 X 염색체만 활성화되는 경우, 응고인자가 부족해지면서 혈우병 환자와 같은 출혈 증상을 보일 수 있다.

예를 들어 혈우병 환자인 아버지로부터 돌연변이가 있는 X 염색체를 물려받은 딸은 보인자가 되는데, 이때 어머니에게 물려받은 정상 X 염색체가 비활성화되면 이 여성은 혈우병 증상을 보이게 된다. 실제로 이러한 여성 혈우병 환자는 일반적인 혈우병 환자와 동일한 임상 양상을 보인다.

여성이 양쪽 부모 모두에게서 이상 유전자를 물려받은 경우에도 발병할 수 있다. 아버지가 혈우병 환자이고 어머니가 보인자인 경우, 자녀가 돌연변이 X 염색체 두 개를 모두 갖게 되어 여성 중증 혈우병 환자가 될 수 있다. 매우 드문 경우지만, 실제로 보고된 사례가 있다.

마지막으로는 산발적 돌연변이에 의한 발병이다. 가족력과 관계없이 새로운 유전자 돌연변이가 생겨 여성에게도 혈우병이 발병할 수 있다.

여성 혈우병의 진단 기준은 남성과 동일하다. 8번 또는 9번 응고인자 수치가 40% 미만인 경우, 출혈 양상에 따라 경증에서 중등증까지의 혈우병으로 진단될 수 있다.

과거에는 여성 보인자를 '별도로 치료가 필요 없는 경우'로 인식하는 일이 많았다. 하지만 최근에는 실제 출혈 증상이 있다면 적극적으로 진단하고 치료해야 한다는 인식이 확산되고 있다. 응고인자 수치가 40~60%로 비교적 높은 편이라 하더라도 과도한 멍, 잦은 코피, 월경량 과다 같은 출혈 증상이 뚜렷하다면 치료가 필요하다.

여성에게만 있는 동반 출혈 문제

여성 혈우병 환자나 보인자에게서는 일반적인 혈우병 출혈 증상 외에도 여성에게서만 나타나는 출혈 문제가 동반될 수 있다. 예를 들어, 과다한 월경량이나 긴 생리 기간,

출산 후 지혈 지연, 반복되는 철 결핍성 빈혈 등이 있다. 이러한 증상은 흔히 '체질 문제'로 오해받기 쉽지만 진단되지 않은 여성 혈우병 환자의 병증일 수 있다.

여성 혈우병 환자도 증상 정도에 따라 적절한 치료가 필요하다. 필요하면 응고인자 제제를 투여하거나 월경과다의 경우 호르몬 치료나 항섬유소용해제를 병용할 수 있다. 임신과 출산, 수술과 같이 출혈 위험이 큰 상황에서는 사전에 반드시 출혈 위험을 평가하는 검사를 받고 예방 조치를 취해야 한다.

여성 보인자 역시 치과 치료나 운동 및 신체 활동, 생리주기 등 일상에서 발생할 수 있는 출혈을 예측하고 대응하는 전략이 필요하다. 보인자는 앞서 설명했듯이 두 개의 X 염색체 중 하나에 변이가 있는 경우로, 보인자 여성은 혈우병 유전자를 지닌 아이를 낳을 가능성이 있으며, 본인 역시 출혈 경향이 있을 수 있다.

과거에는 보인자를 단순히 '유전자만 가진 사람'으로 여겼지만, 요즘은 보인자도 실제 '출혈 증상을 경험할 수 있는 환자군'으로 인식하고 있다. 대체로 보인자 여성의 응고인자 수치는 정상 범위에 있지만, 일부는 상황에 따라 응고인자 활성화 수치가 낮아지면서 출혈 위험이 있을 수 있다. 특히 월경과다, 출산 후 출혈, 수술이나 발치 이후의 과다 출혈 같은 문제가 나타날 수 있기에 주의해야 한다.

보인자로 확인된다면

보인자 여부는 집안에 혈우병 환자가 있는지 알아보고 가족력으로 먼저 의심해 볼 수 있으며, 응고인자 검사를 통해 확인할 수 있다. 다만 응고인자 수치가 정상이라고 해서 보인자가 아닐 것이라고 단정할 수는 없다. 가장 확실한 방법은 유전자 검사를 통해 확진하는 것이다.

보인자로 확인된 이후의 관리도 중요하다. 먼저 임신 계획이 있는 경우, 자녀에게 혈우병이 유전될 확률에 대해 유전 상담을 받는 것이 필요하다. 또한 본인도 출혈 위험이 있을 수 있으므로 치과 치료, 수술, 출산 등 출혈이 예상되는 상황에서는 반드시 사전에 의료진에게 알려야 한다.

출산이 예정되어 있다면 산모의 과다 출혈 위험이나 혈우병 환아 출생 가능성, 신생아의 안전 등을 고려하여 고위험 산과팀과 혈우병 전문팀이 긴밀하게 협력하는 전문 병원에서 관리받는 것을 권장한다.

'여성이니까, 보인자이니까, 괜찮겠지' 하고 넘기는 경우가 있다. 하지만 불편함이 있어도 참고 견디는 것은 좋지 않다. 또한 보인자라는 이름 뒤에 숨겨진 불안이나 불편함, 통증에도 분명히 배려와 치료가 필요하다. 정확한 진단은 막연한 두려움을 지우고 건강한 미래를 설계하는 데 도움이 될 것이다.

PART 2

혈우병 치료하기

혈우병 치료의 기본, 응고인자 대체 요법

과거, 혈우병 진단이 곧 '운동 금지'나 '사회활동의 제약'을 의미하던 시절도 있었다. 하지만 지금은 다르다. 혈우병이 있는 초등학생 아이도 학교에 다니며 친구들과 운동을 하고 체육 활동에 참여할 수 있을 만큼 혈우병 치료는 발전했다. 근본적으로 유전자 변이를 바로잡는 '유전자 치료' 역시 아직 충분한 임상 경험과 데이터가 필요한 상황이긴 하지만 점차 현실로 다가오고 있다.

이 장에서는 현재 혈우병 치료의 가장 핵심이자 기본이 되는 치료법인 응고인자 제제 치료에 대해 먼저 살펴보고자 한다.

응고인자 제제의 등장

혈우병 치료의 기본 원리는 사실 명쾌하다. 몸에 부족한 응고인자를 밖에서 직접 보충해 주는 것이다. 이를 응고인자 대체 요법이라고 한다. 정맥을 통해 주사로 주입한 응고인자가 출혈이 발생한 곳에서 자연스럽게 응고 작용을 일으켜 피를 멎게 하는 것이다.

혈우병 치료에서 가장 기본인 약물이 바로 이 응고인자 제제다. 혈우병 A 환자에게는 8번 응고인자 제제를, 혈우병 B 환자에게는 9번 응고인자 제제를 투여하게 된다.

초기 혈우병 치료는 사실 질병의 정확한 원인을 알지 못한 채 수혈로 출혈을 멈추는 시도로 시작되었다. 1900년대 초반만 해도 환자가 피를 흘리면 전혈이나 혈장을 통째로 수혈해 지혈을 돕는 것이 유일한 치료 방법이었다. 하지만 1960년대 후반, 혈장 속에서 응고인자만을 뽑아 농축하여 분말 형태로 만드는 기술이 개발되었고, 1970년대에 이르러 집에서도 사용할 수 있는 동결건조 응고인자 제제가 등장하게 되었다. 약제와 제도의 발전으로 환자들이 병원이 아닌 집에서 직접 응고인자를 주사하는 시대로 접어들게 된 것이다. 이는 혈우병 치료 역사에서 매우 중요한 전환점이 되었다.

현재도 과학 기술의 발달로 약제 연구와 개발은 계속 진행 중이다. 유전자 재조합 응고인자 제제, 반감기 연장 제제 등 다양한 종류의 응고인자 제제가 개발되었으며, 환자의 상황에 맞게 다양한 약제가 치료 현장에서 효과적으로 사용되고 있다.

제조 방식에 따른 응고인자 제제

혈우병 치료 과정에서 현재 주로 사용하는 응고인자 제제는 크게 '제조 방식'에 따른 제제와 '반감기'에 따른 제제로 분류된다. 먼저 제조 방식에 따라 혈장유래 응고인자 제제와 유전자 재조합 응고인자 제제로 나눌 수 있다.

혈장유래 응고인자 제제는 건강한 사람이 헌혈한 혈액의 혈장에서 응고인자를 추출하여 정제해 만든다. 오랜 기간 사용되어 온 역사만큼 안정적인 데이터를 가지고 있다. 과거에는 B형 간염, C형 간염, HIV 등의 감염 문제가 있었지만, 현재는 엄격한 바이러스 제거와 불활성화 과정을 거쳐 감염 위험은 거의 없다. 일부 제제에는 혈액 속 다른 응고 보조 인자가 함께 포함되어 있기도 하다.

다음으로 유전자 재조합 응고인자 제제는 사람의 세포 또는 동물의 세포에 인간 유전자를 넣어 배양한 후, 그 세포가 만들어낸 응고인자를 정제한 것이다. 사람 혈액 성분을 거의 사용하지 않아 감염 위험이 없는 안전한 제제로 평가받는다. 최근 출시된 대부분의 제제가 여기에 해당하며, 현재 많은 환자에게 널리 쓰이고 있다. 각 제제의 특성이 조금씩 다르고, 환자마다 '잘 맞는 인자'가 다를 수 있으므로 개인에 따라 잘 듣는 제제를 사용하게 된다. 보통 한 가지 제제를 일정 기간 사용하면서 개인별 반응을 살펴본 후 적절한 약제로 치료해 나간다.

반감기에 따른 응고인자 제제

응고인자 제제는 반감기에 따라 표준 반감기 제제와 반감기 연장 제제로도 나눌 수 있다. 반감기란 체내에 들어온 약물의 농도가 절반으로 줄어드는 데 걸리는 시간을 말한다. 약제의 반감기가 얼마인지에 따라 혈관 내에 약물이 얼마나 오래 유지되는지를 알 수 있다.

응고인자 제제는 정맥주사로 투여되어 시간이 지나면서 혈중 농도가 점차 감소한다. 예를 들어 어떤 응고인자 제제를 주사하고 8시간이 지나 그 약효가 절반으로 줄어든다면 그 약의 반감기는 8시간이다. 반감기가 짧은 제제를 사용한다면 환자는 자주 주사를 맞아야 한다. 만약 반감기가 긴 제제를 사용한다면 어떨까? 환자 몸속에 약제가 오래 머물기 때문에 주사 횟수를 줄일 수 있다. 이는 예방 요법 일정이나 치료 효과 유지 기간을 결정하는 중요한 요인이 된다.

기존에 혈우병 치료에 사용하던 제제들은 대부분 표준 반감기(Standard Half-Life, SHL) 제제로 분류된다. 약제에 따라 조금씩 다르지만, 표준 반감기 제제는 보통 투여 후 약 8~12시간(8번 응고인자 제제)에서 약 18~24시간(9번 응고인자 제제) 동안 효과가 지속된다.

오랫동안 이러한 표준 반감기 제제가 사용되어 왔으나, 최근 반감기를 크게 늘린 약제들이 잇따라 개발되었다. 바로 기존 약제의 구조를 바꾸거나 단백질을 결합해 체내 체류 시간을 늘린 반감기 연장(Extended Half-Life, EHL) 제제다.

반감기 연장 제제는 약제에 따라 조금씩 다르지만 대략 18~45시간(8번 응고인자 제제)에서 약 3~5일(9번 응고인

A. 8인자 제제

분류	제품명
혈장제제	그린모노주
표준 반감기 (재조합)	애드베이트주
	코지네이트 에프에스주
	그린진에프주
	진타솔로퓨즈 프리필드주
반감기 연장 (재조합)	엘록테이트주
	애디노베이트주
	앱스틸라주
	지비주

B. 9인자 제제

분류	제품명
표준 반감기 (재조합)	베네픽스주
	릭수비스주
반감기 연장 (재조합)	알프로릭스주
	아이델비온주

▲ **표 3** 국내 허가되어 있는 인자제제 종류(2026.04. 기준)

자 제제)에 이르는 반감기를 보인다. 물론 환자마다 효과 시간의 개인차가 있지만, 무엇보다 반감기 연장 제제로 주사 횟수가 줄어 환자들의 삶의 질이 크게 높아졌다. 특히 어린이 환자나 자가 주사가 어려운 환자에게 유용하게 쓰이고 있다. 현재 국내에서 사용 중인 응고인자 제제는 위의 표를 참조할 수 있다[표 3].

응고인자 제제 투여 용량 계산하기[2]

그렇다면 이 응고인자 제제는 어떻게 투여할까? 출혈 위험이 있는 시술이나 수술 전이라면 주치의와 상의하여 투여 용량을 결정하면 된다. 다만 응급 상황으로 일단 출혈이 발생했다면 빠른 응고인자 투여가 우선이다. 예기치 못한 상황에 대비해 환자에게 필요한 투여 용량을 미리 알아두는 것도 필요하다.

응고인자 제제는 환자의 몸무게와 목표 응고인자 수치에 따라 정교하게 계산하여 투여한다. 여기에 더해, 병의 종류나 연령, 약제 등에 따라 다른 보정계수를 적용해 정밀하게 계산해야 한다. 혈우병 A의 경우는 보정계수 0.5를 적용하고, 혈우병 B의 경우는 약제와 연령에 따라 각기 다른 보정계수를 적용한다.

먼저 혈우병 A 환자의 경우 체중 1kg 당 1IU[*]의 8번 응고인자를 투여하면 혈중 농도가 약 2% 상승한다. 이때 적정 약제 용량이 기본 계산식은 다음과 같다.

---

[*] 혈액 응고인자와 같은 생물학적 활성을 가진 약물의 양을 측정할 때 사용하는 표준 단위로, 효능(활성화)을 기준으로 정한 단위다.

$$체중(kg) \times 원하는\ 8번\ 응고인자\ 상승률(\%) \times 0.5 = 필요\ 용량(IU)$$

예를 들어, 체중이 20kg인 중증 혈우병 A 환아의 8번 응고인자 수치를 1% 이하에서 50%까지 올리고 싶다면, 다음과 같이 계산하여 500IU를 투여하면 된다.

$$20kg \times 50\% \times 0.5 = 500IU$$

혈우병 B 환자의 경우는 약제와 연령에 따라 보정계수가 달라지므로 전문의와 상의하여 개별 환자에 맞게 계산하는 것이 좋다. 다만 기본적인 계산 방식은 다음과 같다.

9번 응고인자는 체중 1kg당 1IU 투여 시 혈중 농도가 약 1% 상승한다. 이를 기본으로 하고 약제와 연령에 따른 보정계수를 다음의 계산식에 적용하면 필요한 투여 용량이 산출된다.

$$체중(kg) \times 원하는\ 9번\ 응고인자\ 상승률(\%) \times 보정계수$$
$$= 필요\ 용량(IU)$$

약제명	연령대 보정계수	
	12세 이하	12세 이상
베네픽스	1.4	1.3
릭수비스	1.4	1.1
알프로릭스	1.4	1.0
아이델비온	1.0	0.7

▲ **표 4** 9번 응고인자 제제 '투여 용량' 계산을 위한 약제별 보정계수
(실제 용량 계산 시에는 환자별 응고인자 회복률 및 제품 허가사항을 참고해야 한다.)

약제별로 연령에 따른 보정계수는 위의 〔표 4〕를 참고하면 된다. 예를 들어, 12세 미만의 어린이 환자에게 베네픽스를 투여한다면 보정계수 1.4를 적용한다. 성인 환자에게 알프로릭스를 투여한다면 보정계수 1.0을 적용한다.

만약 체중이 65kg인 27세의 중증 혈우병 B 환자가 50%로 응고인자 수치를 올리기 위해 베네픽스를 투여한다고 가정해 보자. 이 경우 보정계수 1.3을 적용하여, 다음과 같은 계산식에 따라 총 4,225IU의 용량을 투여할 수 있다.

$$65kg \times 50\% \times 1.3 = 4{,}225IU$$

임상 상황	목표 수치 (%)	지속 기간
일상 예방	≥ 1~3%	지속적
관절 출혈	30~50%	2~3일
수술(소수술)	50~80%	2~3일
수술(대수술)	80~100% → 50% 이상 유지	7~14일

▲ **표 5** 목표 응고인자 수치 가이드라인(출처: 세계혈우연맹(WFH) 2020)

기본 계산식은 이렇지만 약제마다 반응하는 정도는 사람마다 조금씩 다를 수 있으므로, 의료진과 상의하여 본인의 활동량과 생활 방식에 잘 맞는 제제와 용량을 찾는 것이 중요하다. 또한 환자의 현재 상황이나 치료 목적에 따라 얼마만큼 응고인자 수치를 올릴 것인지도 각기 다를 수 있다. 위의 [표 5]는 목표 응고인자 수치에 대한 지침으로, 응고인자를 투여하기 전에 참조하는 것이 좋다.

출혈이 일어나 즉시 치료하는 과정에서는 약제와 그에 대한 개인의 반감기, 또 개인의 출혈 경향과 활동 수준 등을 고려한 맞춤형 조정이 중요하다. 출혈에 따라 인자 투여 외의 다른 치료나 처치가 필요할 수 있고 투여 후 혈중 수치 확인이 필요할 수 있으니, 이때에는 병원을 방문하여 의사의 처방을 받길 권한다. 또한 비만 환자의 경우 단

순 체중 기준으로 계산하면 과잉 투여될 수 있으므로 조
정 체중을 고려하여 용량을 결정해야 한다.

표준 권장 치료, 예방요법

10살 중증 혈우병 A 환아인 진우(가명)는 주 2회 예방요법을 꾸준히 시행하며 1년 넘게 출혈 없이 잘 생활해 오고 있다. 이전에는 반복적인 무릎 통증으로 바깥 활동을 꺼렸지만, 정기적인 응고인자 제제 투여 이후 무릎 통증이 사라지면서 체육 활동과 수학여행에도 참여할 수 있게 되었다. 스스로 주사 도구를 준비하며 '내 몸을 직접 관리한다'는 자신감도 생겼고, 친구들과의 관계도 훨씬 부드러워졌다.

진우는 보통 월요일과 목요일, 이렇게 요일을 정해서 일주일에 두 번 응고인자 제제를 투여한다. 주말 활동이 많다면 일요일에 한 번 더 투여하고, 수요일에 운동 일정이 있다면 투여 요일을 하루 앞당기는 식으로 생활 일정에 맞춰 유연하게 조정하기도 한다. 진우의 사례에서 보듯이 혈우병 치료에서 꾸준한 예방 요법은 출혈을 막고 일상을 지켜주는 소중한 치료법이다.

과거 혈우병 치료가 불이 났을 때 불을 끄는 '소방관' 역할이었다면, 오늘날의 혈우병 치료는 불이 나지 않도록 관리하는 '안전 관리자' 역할로 진화했다. 그 중심에는 바로 응고인자의 정기적 예방 투여, 즉 예방 요법이 있다.

주기적 투여를 통한 예방 요법[6]

예방 요법은 출혈 여부와 상관없이 정기적으로 응고인자를 주사하여 출혈을 사전에 막는 치료법이다. 현재 혈우병 치료에서 권장하는 표준 치료이기도 하다. 예방 요법의 목표는 명확하다. 단순한 '출혈 치료'가 아닌 출혈 자체를 사전에 차단함으로써 관절 손상, 통증, 장애 등을 예방하는 것이다.

이러한 예방 요법은 중증 혈우병(응고인자 수치 1% 미만) 환자들을 대상으로 처음 시작되었다. 잦은 관절 출혈로 관절병이 진행되며 삶의 질이 악화되던 중증 환자들의 응고인자 수치를 1% 이상으로 올려 중등증 환자나 경증 환자 수준으로 유지하고자 시작된 치료 방법이었다. 이를 위해 여러 연구가 진행되었고, 다양한 치료 방안이 제안되기도 했다.

연구에 따르면, 예방 요법을 시행한 환자는 필요시 보충 요법만 시행한 환자보다 관절 손상 발생률이 현저히 낮았다. 또한 운동 능력, 학교 출석, 직장 유지율, 삶의 만족도 등에서 모두 우수한 결과를 보였다. 일부 환자는 1년 동안 출혈 횟수 0회를 유지하기도 했다.

그렇다면 예방 요법은 어떻게 진행할까? 예방 요법은 출혈 여부와 관계없이 정해진 일정에 따라 응고인자 제제를 주기적으로 투여하는 방식으로 진행된다. 표준 반감기 제제를 투여한다면 혈우병 A 환자는 주 3회나 이틀마다 투여하고, 혈우병 B 환자는 주 2회 투여하게 된다. 반감기 연장 제제를 투여한다면 혈우병 A 환자는 주 2회, 혈우병 B 환자는 주 1회에서 2주에 1회(제제에 따라 다름) 투여하면 된다.

만약 비응고인자 제제를 사용한다면 현재 나와 있는

에미시주맙의 경우 주 1회부터 상황에 따라 4주에 한 번 투여한다. 이러한 예방 요법은 환자의 상태와 상황에 따라 선택하며, 투여 용량이나 용법, 일정 조정은 진료 시 의사와 미리 상의하여 정한 후 진행해야 한다.

개인 맞춤형 예방 요법 등장

예방 요법이 표준 치료로 널리 사용되면서 좀 더 효과적인 예방을 위한 '개인 맞춤 예방 요법'도 발전해 왔다. 똑같은 약을 같은 양으로 맞아도 어떤 사람은 효과가 오래 가고, 어떤 사람은 수치가 바로 떨어지기도 한다. 환자마다 약물이 몸에서 작용하는 시간과 방식이 다르기 때문에, 예방 요법도 개인의 특성을 고려한 맞춤형 치료로 발전하는 모습이다. 개인 맞춤형 예방 요법을 진행할 때는 몇 가지 고려해야 할 특징과 핵심 요소들이 있다.

첫 번째는 약물동태학*의 원리를 적용한다는 점이다. 같은 약이라도 사람마다 응고인자가 빠르게 사라지거나

---

* 시간에 따른 체내 약물 농도의 변화를 통해 약물의 흡수, 분포, 대사, 배설 등을 연구하는 학문이다.

오래 남기도 한다. 약물동태학을 활용하면 내 몸에서 응고인자 제제가 얼마나 수치를 높이고 얼마나 빨리 사라지는지를 파악할 수 있다. 이는 반감기, 최저 농도, 투여 후 응고인자 수치 상승도 같은 지표로 나타나며, 이를 통해 개인에게 맞는 약물의 적정 농도를 찾을 수 있다.

두 번째로, 연령 또한 중요한 요인이다. 소아는 대사 속도가 빨라 반감기가 짧다. 그렇기에 응고인자 제제를 자주 주사해야 하는 경우가 있다. 또한 청소년기라면 성장기 활동량이 많아 출혈 위험이 증가할 수 있다. 성인 시기는 대체로 반감기가 안정적이나 직장 생활과 운동 같은 규칙적인 일정을 염두에 두어야 한다. 고령 환자의 경우는 혈관 접근이 어려울 수 있는 점, 기저질환이나 간 기능 문제 등이 있을 수 있는 점을 고려해야 한다.

그 외에도 환자의 출혈 병력이나 일상생활 패턴도 잘 살펴봐야 한다. 특히 최근 6~12개월간 출혈 횟수, 관절 출혈 여부, 반복 출혈 관절이 있는지도 중요하다. 이는 예방 요법의 목표 수치를 높게 잡을지, 표준으로 유지할지 결정하는 데 중요한 기준이 된다. 또한 운동 및 스포츠 참여 여부, 직업적 신체 활동량, 등교나 출근, 시험 일정 등 일정한 생활 패턴도 약물 투여 시간을 설정하는 데 고려해야 할 요소다.

마지막으로 환자와 보호자의 치료 선호도와 순응도도 예방 요법을 시작하고 성공 여부를 가르는 데 중요한 요인이 된다. 스스로 주사를 놓을 수 있는지(자가 주사), 또는 보호자가 투여하는지, 주사에 대한 불안이나 통증은 없는지, 접근성은 괜찮은지에 따라서도 예방 요법의 용법이 달라질 수 있다. 또한 피하주사 또는 정맥주사 선호도도 고려해야 한다.

'필요시 보충 요법'을 쓰는 경우

물론 모든 혈우병 환자가 예방 요법을 쓰는 건 아니다. 증상이 가벼운 경증 환자나 출혈 빈도가 낮은 중등증 환자의 경우, 출혈이 생기거나 수술·시술 등을 위해 필요한 상황에만 응고인자 제제를 투여하는 '필요시 보충 요법'을 선택한다. 다만 중증 환자이거나 출혈이 반복되는 환자라면 이러한 '보충 요법'은 지속석인 관설 출혈과 관설염의 위험을 높일 수 있으므로 주의해야 한다. 이런 환자에게는 예방적 투여가 표준 치료다.

정기적으로 계속해서 주사를 맞아야 하는 예방 요법은 때로 번거롭고 힘들게 느껴질 수 있다. 하지만 이는 환자의 소중한 일상을 지켜주는 중요한 치료다. 주사 요일을 정해두었더라도 여행이나 운동 같은 특별한 일정이 생기면 상황에 맞게 유연하게 조정할 수도 있으니 지나치게 부담을 갖지 않는 것이 좋다. 무엇보다 평소 몸의 변화를 꼼꼼하게 기록하고 이를 의료진과 공유하고 상의하며 맞춰가는 과정이 중요하다. 이렇게 내 몸에 관한 기록이 쌓이면 예방 요법은 세상에 단 하나뿐인 '나만의 맞춤 치료'가 되어 줄 것이다.

혈우병 치료의 새로운 약제들

오랫동안 혈우병 치료의 표준은 부족한 응고인자를 직접 보충하는 응고인자 제제 치료였다. 이는 지금도 혈우병 환자 치료의 가장 기본이 되는 방법이다. 오랜 임상 경험을 통해 그 효과와 안정성이 입증되었으며, 꾸준한 연구와 기술 발전 덕분에 응고인자 제제도 지속적으로 개량되고 발전해 왔다.

그러나 이러한 치료법에도 몇 가지 한계가 있다. 먼저 정맥주사로만 투여해야 한다는 점이다. 혈관을 찾아 주사를 놓기 위해서는 어느 정도 숙련된 기술이 필요하다. 예방 요법을 시행하는 중증 환자의 경우 주 2~3회, 혹은 주

1~2회 이상 주기적으로 정맥 투여를 해야 하니 일상생활에 부담이 될 수 있다.

또한 정맥주사 약제 특성상, 투여 직후 농도가 최고치에 도달했다가 다음 투약 직전에 최저치로 떨어지는 등 농도 변화 폭이 있는 것도 한계다. 응고인자 제제를 주기적으로 투여한다 해도 투여 방법이나 환자 상황에 따라 출혈 위험을 완전히 없애지 못할 수 있기 때문이다. 여기에 더해 일부 환자의 경우 응고인자에 대한 중화항체(억제인자)가 생겨 치료 자체가 어려워지기도 한다.

이러한 한계 속에서 자연스럽게 '응고인자 제제를 사용하지 않고도 지혈 상태를 안정적으로 유지할 방법'에 대한 필요성이 제기되었다. 기존 치료는 효과적이지만 반복적인 주사와 치료 부담, 그리고 일부 환자에서 발생하는 억제인자 문제 등 여러 한계를 안고 있었기 때문이다.

이와 함께 면역학, 유전자 기술, 단백질 공학 등 다양한 분야에서 과학 기술이 빠르게 발전하였고 이러한 흐름은 혈우병 치료 영역에도 영향을 미쳤다. 그 결과 기존 치료의 한계를 보완하는 새로운 시도들이 이어졌으며, 응고인자 제제를 사용하지 않는 새로운 치료 전략인 '비응고인자 기반 치료제'가 등장하게 되었다.

'비응고인자 제제'란 말 그대로 응고인자는 아니지만 다른 방식으로 응고 과정의 균형을 맞춰 지혈 과정이 원활히 진행되도록 돕는 치료제를 뜻한다. 투여 방식이나 작용 기전이 기존 치료와 다르며 출혈 예방의 안정성을 높이고 치료 부담을 줄일 수 있다는 점에서 새로운 치료제로 주목받고 있다.

이 장에서는 최근 혈우병 치료의 새로운 흐름으로 떠오르고 있는 비응고인자 제제에 대해 살펴보고자 한다.

8인자 모방 항체인 헴리브라[7]

먼저 8번 응고인자의 역할을 대신하는 약제가 있다. 이 약제는 응고인자가 아니므로 비응고인자 기반 치료에 속한다. 다만 8번 응고인자의 기능만 하기에 9인자 결핍증인 혈우병 B 환자에게는 사용할 수 없다.

이 중 가장 먼저 개발되어 현재 시용되고 있는 내표 약제가 '헴리브라'다. 주 성분명은 에미시수맙으로, 응고인자가 아닌 새로운 기전의 치료제다. 헴리브라는 8번 응고인자의 기능을 대신하는 이중특이성 단클론항체다. 피가 나면 몸속에서 8번 응고인자가 하던 일, 즉 지혈 과정에서 9번과 10번 응고인자를 동시에 붙잡아 응고 연쇄 반응이 일어나도록 돕는다. 다시 말해, 8번 응고인자가 없어도 그 역할을 대신 수행함으로써 지혈 반응이 다음 단계로 진행될 수 있도록 작용하는 것이다. 이러한 작용 기전 때문에 헴리브라는 8번 응고인자 결핍증인 혈우병 A 환자에게만 사용할 수 있다.

헴리브라의 또 다른 중요한 특징은 8번 응고인자에 대한 자가항체가 있는 경우에도 사용할 수 있다는 점이다. 기존 응고인자 제제와 달리 비응고인자 제제이기 때문에 8번 응고인자에 대한 자가항체에 반응하지 않고 제 역할을 수행할 수 있다. 따라서 항체를 보유한 혈우병 A 환자에게서도 안정적인 지혈 효과를 기대할 수 있다.

헴리브라는 2012년부터 임상시험을 시작했으며, 2017년 미국에서 항체 보유 혈우병 A 환자 대상으로 처음 사용 승인을 받았다. 현재는 우리나라를 포함한 여러 국가에서 항체 유무와 관계없이 혈우병 A 환자에게 사용되고 있다.

헴리브라 투여 방법과 사용 시 주의점

헴리브라의 투여 용법은 비교적 간단하다. 체중을 기준으로 용량을 정하며, 초기에는 부하용량*으로 3mg/kg을 일주일에 한 번씩 총 4주간 투여한다. 이후부터는 매주 1회 1.5mg/kg, 2주마다 3mg/kg, 또는 4주마다 6mg/kg 중 하나를 선택하여 투여하면 된다.

헴리브라는 정맥주사가 아닌 피하주사로 투여할 수 있어 어린아이나 혈관 확보가 어려운 환자에게 큰 도움이 된다. 또한 투여 간격을 주 1회부터 4주 1회까지 조절할 수 있어 치료 부담을 줄여 준다. 8번 응고인자를 직접 보충하지 않기 때문에 억제인자가 있는 환자에게도 효과가 있다.

다만 헴리브라는 예방 요법으로만 투여하는 약제다. 이는 출혈이 발생했을 때 즉각적으로 추가 투여하는 약제는 아니라는 뜻이다. 또한 헴리브라를 투여하더라도 지혈 기능이 정상 수준까지 개선되는 것은 아니나, 중증도 기

---

* 치료를 시작할 때 혈액 내 약물 농도를 필요한 수준까지 빠르게 높이기 위해 처음에 투여하는 비교적 많은 양의 약물을 말한다.

준으로 보면 중증이 경증으로 호전되는 수준이라고 할 수 있으며, 환자마다 효과는 다를 수 있다. 그렇기 때문에 출혈이 생기거나 시술이나 수술을 해야 할 때에는 상황에 따라 추가로 응고인자 또는 우회인자 치료를 해야 한다. 만약 경증 출혈이라면 헴리브라만으로도 충분히 지혈되는 경우도 많다. 그러니 출혈 양상을 관찰하며 추가 인자 투여를 고려하면 된다.

추가 치료가 필요한 경우에는 기존에 사용하던 제제를 투여한다고 생각하면 된다. 환자가 항체가 없다면 8번 응고인자 제제를 투여하고 항체가 생긴 환자라면 1차로는 우회인자 중 유전자 재조합 활성화 7인자 제제인 노보세븐을 투여할 수 있다. 단, aPCC 제제인 훼이바와 병용할 경우 드물게 혈전 관련 부작용이 생길 수 있으므로 각별한 주의가 필요하다.

중증 혈우병 2세 환아에게 적용 사례

일찍 관절 출혈이 발생하여 주기적인 응고인자 투여가 필요했던 중증 혈우병 환아의 사례가 있다. 민이(가명)는 생후 12개월 무렵 무릎이 자주 부으면서 움직일 때 아파하는 증상이 나타났다. 처음에는 단순한 타박상으로 생각했지만 부종이 반복되었고, 검사 결과 중증 혈우병 A로 진단되었다. 동일한 부위에서 2회 이상 관절 출혈이 발생하면 관절병으로 진행될 가능성이 높다. 민이의 경우 어린 나이에 이미 관절 출혈이 발생했기에 출혈을 막고 관절 손상을 예방하기 위해 정기적으로 응고인자를 투여하는 예방 요법을 빨리 시작해야 했다.

하지만 현실적인 어려움이 있었다. 어린아이에게 자가 주사를 놓기가 쉽지 않아 주 2회 병원을 방문해야 했다. 더구나 정맥주사를 놓기 위해 매번 아이의 몸에서 혈관을 잡는 일은 쉽지 않았다. 부모 역시 반복되는 주사에 큰 부담을 느꼈고, 주 2회 투여를 지속하지 못하다 보니 충분한 예방효과를 얻기가 어려웠다. 결국 상의 끝에 헴리브라로 치료 약제를 변경하기로 했다. 치료 약제를 변경하며 민이는 안정적으로 지내고 있다. 관절 출혈도 더 이상 발생하시는 않고 잘 조절되고 있다.

최근에는 헴리브라의 뒤를 이이 이와 비슷한 기전으로 더 향상된 효과를 기대할 수 있는 약제들도 개발되고 있다. Mim8이나 NXT007과 같은 차세대 약물들은 현재 임상시험 단계에 있으며, 두 약제 모두 피하주사 제제로 헴리브라보다 작용 지속 시간이 길고 예방적 지혈 효과도 더 높은 것으로 알려져 있다.

응고 과정의 균형을 맞추는 응고 균형 조절제[8]

헴리브라의 등장 이후 혈우병 치료는 더 이상 부족한 응고인자를 보충하는 방식에만 의존하지 않게 되었다. 최근에는 항응고인자를 억제하여 지혈 과정의 균형을 맞추는 새로운 치료 전략들이 활발히 개발되고 있다.

우리 몸에서 피가 지혈되는 과정은 '피를 굳게 하는 힘'인 응고인자와 '피를 계속 흐르게 하는 힘'인 항응고인자가 시소처럼 균형을 이루는 구조로 이루어져 있다. 혈우병은 응고인자가 부족해 시소가 한쪽으로 기울어진 상태라고 할 수 있다.

지금까지 치료가 부족한 응고인자를 채워 균형을 맞추는 데 초점이 맞춰져 있었다면, 최근에는 과도하게 작용하는 항응고인자를 감소시키거나 억제하여 이 균형을 회복하려는 새로운 치료 전략이 등장하고 있다[그림 5].

이 약제를 응고 균형 조절제(Rebalancing agent)라고 한

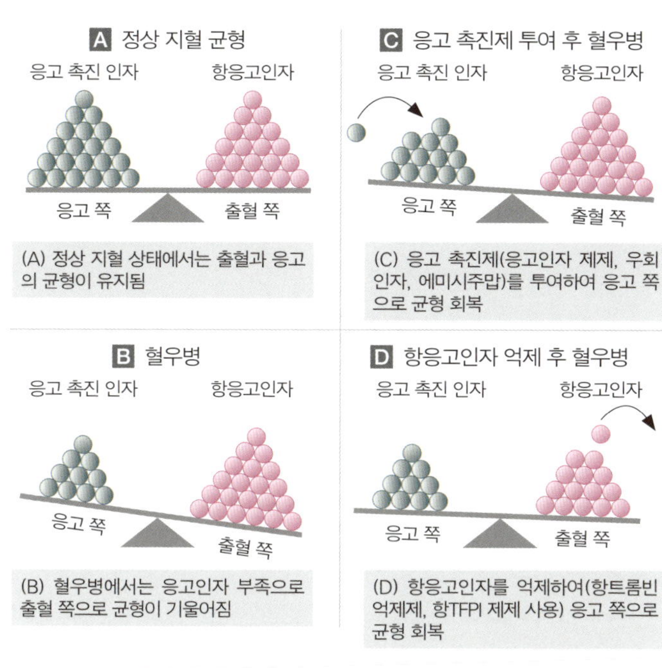

▲ **그림 5** 새로운 혈우병 치료제의 작용 기전(출처: 『Blood』(2018))

다. 이들 약제는 응고인자와 직접 관련이 없기 때문에 혈우병 A와 B 환자 모두에게 사용할 수 있으며, 응고인자에 대한 항체 보유 여부와도 무관하게 투여할 수 있다는 장점이 있다.

대표적인 응고 균형 조절제로는 항트롬빈III 억제제인 피투시란(fitusiran, 상품명 큐피트리아), 항TFPI인 콘시주맙

(concizumab, 알헤모), 마스타시맙(marstacimab, 하임파지), 그리고 임상 개발 중인 MG1113 등이 있다. 이들 약제는 모두 피하주사 제제로, 투여 용량이 적고 투여 횟수도 줄일 수 있다는 장점이 있다. 현재는 임상시험 단계에 있거나 허가·출시를 준비 중이다.

비응고인자 제제의 장점

비응고인자 제제는 부족한 응고인자를 직접 보충하지 않고 다른 방식으로 응고를 돕는 치료제다. 정맥주사 대신 피하주사가 가능하고 투여 간격이 길어 치료 편의성이 높다. 혈우병 A와 혈우병 B 환자뿐만 아니라 억제인자가 있는 환자에게서도 효과를 기대할 수 있다. 예방 요법으로 사용 시 자발 출혈을 안정적으로 줄이는 데 도움을 준다.

물론 모든 출혈 상황을 단독으로 해결할 수 있는 치료제는 아니다. 수술이나 중증 출혈 시에는 추가적인 응고인자 치료가 필요하다. 약제에 따라 검사 결과 해석이 복잡해질 수 있고, 장기적인 사용 경험과 관련 자료는 아직 계속 축적되는 단계이므로 의료진과의 정기적인 상담과 관리는 필수다.

혈우병 치료는 점차 진화하고 있다. 부족한 응고인자를 채워 넣는 단계를 넘어 피하주사의 편의성과 안정적인 예방효과가 새로운 선택지로 자리 잡았다. 이어 우리 몸의 지혈 시스템을 이용해 조절하는 단계로까지 나아가고 있다. '비응고인자 치료제'의 등장은 혈우병 치료가 환자의 일상을 지키는 맞춤 형태로 진화하고 있음을 보여준다. 아직 임상 단계에 있는 약제들도 있지만, 선택지가 점점 넓어지고 있다는 사실은 혈우병 환자의 미래를 밝게 만들고 있다.

혈우병 치료: 유전자 치료의 현재와 미래

우리가 지금까지 살펴본 응고인자 제제와 여러 최신 약제들은 혈우병의 핵심 증상인 출혈을 막아주는 고마운 치료제다. 이들 약제는 수많은 환자의 일상을 바꾸어 놓았고, 지금도 혈우병 치료의 든든한 버팀목이 되어 주고 있다. 그러나 한편으로는 아쉬움도 있다.

무엇보다 지혈의 효과를 지속하기 위해 매번 주기적으로 약을 투여해야 한다. 또한 질환의 근본 원인을 해결하기보다는 필요할 때마다 외부에서 부족한 인자를 보충해 주는 방식이라 '근본 치료'라고 보기는 어렵다.

최근 등장한 유전자 치료는 이러한 한계에서 한 걸음

더 나아간 모습을 보여준다. 단순히 부족한 응고인자를 보충하는 것이 아니라 우리 몸이 스스로 응고인자를 만들어내도록 유도하는 치료 방식이기 때문이다.

혈우병은 응고인자를 만드는 유전자에 변이가 생겨 발생하는 질환이다. 유전자 치료는 이 근본 원인에 집중한다. 변이 유전자를 정상 유전자로 대체하거나 새로운 유전자를 몸속에 넣어, 한 번의 투여로 오랜 기간 몸 안에서 응고인자가 생성되도록 하는 원리다. 이러한 유전자 치료는 혈우병 치료의 새로운 시대를 예고하고 있다.

유전자를 실어 나르는 AAV[9]

현재까지 가장 많이 연구되고 실제 임상에 적용 중인 유전자 치료는 AAV(Adeno-associated virus, 아데노연관 바이러스)를 운반체(벡터)로 사용하는 치료법이다. AAV는 이름에 '바이러스'가 들어가지만 질병을 일으키지 않으며, 유전자를 세포 안으로 전달하는 역할을 하는 '운반 도구'다.

이 AAV에 정상 응고인자 유전자(8번 또는 9번 응고인자)를 실어 정맥주사로 투여하면, 운반체가 간세포 안으로 유전자를 전달하고 이후 간세포는 정상 응고인자를 스스로 만들어내기 시작한다. 그 결과 외부에서 응고인자 제제를 반복 주사하지 않아도 체내 응고인자 수치가 일정 기간 유지된다. 이러한 점에서 유전자 치료는 현재까지 가장 '완치에 가까운 치료'로 평가받고 있다.

유전자 치료의 시작을 알린 임상 연구

오랫동안 동물실험 단계에 머물렀던 유전자 치료가 실제 환자에게 처음 적용되며 전환점을 맞이한 순간이 있었다. 2011년 의학저널 『New England Journal of Medicine』에 발표된 연구는 전 세계 연구진을 놀라게 했다. 당시 나 역시 "드디어 혈우병 치료에도 새로운 시대가 열리는구나" 하고 감격했던 기억이 있다.

이 연구에 따르면, 중증 혈우병 B 환자 6명에게 단 한 차례 정맥 투여만으로 9번 응고인자 수치가 22개월의 추적 기간 중 5~11% 상승하였고, 출혈도 현저하게 줄어들었다. 더 주목할 점은 장기 추적 결과였다. 8~10년 후 (2020년)에도 응고인자 활성도가 1~5% 범위로 안정되게 유지되었고, 출혈률 감소 효과도 지속되었다. 안전성 측면에서도 중대한 문제는 보고되지 않았다.

이 연구는 유전자 치료에 대한 우려를 확신으로 바꾼 전환점이 되었다. 이후로도 활성도를 좀 더 높게 유지하는 것을 목표로 투여 용량 조절, 투약 후 일시적 간 수치 상승에 대한 대응 등 다양한 연구가 이어지고 있다. 현재는 혈우병 A와 B 각각에서 한 종류씩 유전자 치료제가 허가되어 임상에서 사용되고 있다.

혈우병 A 유전자 치료의 첫 문을 연 록타비안[10]

록타비안(Roctavian®)은 가장 먼저 승인되어 임상에 도입된 혈우병 A 유전자 치료제다. 미국의 "바이오마린 파마슈티컬(BioMarin Pharmaceutical)"에서 만든 것으로, AAV5 운반체를 이용해 간세포에 8번 응고인자 유전자를 전달하여 응고인자를 체내에서 스스로 생성하도록 한다.

실제 중증 혈우병 A 환자를 대상으로 한 3상 임상시험*(GENEr8-1) 결과, 한 차례 정맥 투여 후 1년 뒤 8번 응고인자 중앙값이 약 23IU/dL까지 올랐고, 연간 출혈률 또

---

* 신약이나 새로운 치료법이 실제로 환자 치료에 쓰일 수 있는지를 대규모 환자 연구를 통해 최종 확인하는 단계.

한 84%나 감소하는 의미 있는 결과를 보였다. 다만 시간이 지나면서 8번 응고인자 수치가 점차 감소하였고, 3년 차에는 일부 환자에서 수치가 정상 범위 이하로 떨어지기도 해 장기 효과의 지속성은 향후 과제로 남았다. 그럼에도 록타비안은 예방 요법을 대체할 수 있는 유전자 치료의 임상적 가능성을 본격적으로 입증한 중요한 사례였다.

록타비안은 2022년 유럽의약품청과 2023년 미국 FDA의 승인을 받았다. 다만 기존 8번 응고인자 예방 요법을 받고 있는 성인 중증 혈우병 A 환자 중 AAV5에 대한 중화항체가 검출되지 않은 환자에게만 제한적으로 허가되었다.

혈우병 B 유전자 치료제 헴제닉스[11]

헴제닉스(Hemgenix®)는 혈우병 B 치료를 위해 허가된 유전자 치료제다. AAV5 운반체를 이용하며, 응고 활성도가 높은 9번 응고인자의 변이 유전자인 '피두아(Padua)'를 사용한다. 이 유전자는 정상 유전자에 비해 약 6~8배 높은 응고 활성을 보여, 상대적으로 적은 양의 발현으로도 충분한 지혈 효과를 낸다.

중증·중등증 혈우병 B 환자 54명을 대상으로 진행된 실제 임상 연구(HOPE-B 3상) 결과를 보면, 1.5년 이상 추적 관찰 결과 한 번의 정맥 투여 후 9번 응고인자 활성도가 평균 약 36IU/dL까지 올랐는데, 이는 경증 혈우병 수치로 개선된 수준이다. 또한 대부분의 환자가 예방 요법 없이도 출혈 억제가 가능했고, 자발 출혈도 현저히 줄어들었다. 헴제닉스는 2022년 미국 FDA와 유럽 EMA의 허가를 받아 출시되었다. 현재 록타비안과 헴제닉스 외에도 다양한 유전자 치료제에 대한 임상시험이 세계 곳곳에서 진행 중이다.

유전자 치료가 문 여는 미래

유전자 치료제는 단 한 번의 투약으로 장기간 출혈 억제 가능성을 보여줬다는 점에서 혁신적이다. 하지만 한계도 분명히 존재한다. 유전자 치료가 모두에게 마법 같은 정답이 되는 것은 아니기 때문이다.

예를 들어, 이미 AAV 바이러스에 대한 항체를 기지고 있는 이들은 안타깝게도 AAV를 이용한 현재 치료 방식을 아직은 사용할 수 없다. 특히 혈우병 A 유전자 치료제의 경우 장기 효과 지속 여부가 아직 불안정한 상태다. 또한 현재 기술로는 유전자 치료를 한 번 받고 나면 몸에 운반체에 대한 항체가 생겨 나중에 다시 같은 방식으로 치료를 받기 어렵다. 치료 과정에서 일시적으로 간 수치가 오르는 이상 반응이 생길 수 있어 스테로이드 치료가 병행되기도 한다. 장기적인 안정성을 확인하기 위해서는 최소 15년 이상의 세심한 추적 관찰이 필요하다는 견해도 있다. 이외에도 고가의 비용 문제는 여전히 해결해야 할 과제다.

유전자 치료는 이제 막 문을 열었다고 볼 수 있다. 장기적인 데이터 축적과 새로운 치료 전략 개발, 비용 문제 해결 등 극복해야 할 과제가 남아 있고, 신중히 지켜봐야 할 부분도 분명히 존재한다. 하지만 무엇보다 '평생 주사를 맞아야 한다'라는 상식이 '단 한 번의 치료로 충분하다'라는 새로운 상식으로 바뀌고 있음을 유전자 치료의 현재가 잘 보여주고 있다. 의료진으로서도 '완치'라는 희망을 조심스럽게 가져본다.

혈우병 합병증: 근골격계 문제

혈우병 환자에게 가장 특징적이면서도 흔히 발생하는 문제 중 하나는 바로 근골격계 이상이다. 출혈이 반복되면 특히 관절과 근육이 손상을 입기 때문이다.

관절은 뼈와 뼈가 맞닿아 움직임이 일어나는 부위다. 관절 안에는 관절막과 연골, 활액(윤활액)이 있어 우리 몸이 충격을 흡수하고 부드럽게 움직일 수 있도록 돕는다. 하지만 혈우병 환자는 작은 충격에도 관절 안에 출혈이 발생하기 쉽다. 특히 중증 환자의 경우 특별한 외상이 없이도 관절 안에 자연 출혈이 일어날 수 있다.

관절 안에서 피가 나면 처음에는 단순히 붓고 아픈 증

상이 나타난다. 그러나 이런 일이 반복되면 핏속에 있는 단백질과 염증 물질이 관절막(활막)을 자극해 만성 염증이 생긴다. 이때 활막이 두꺼워져 이 자극이 관절 내에 다시 출혈을 일으키는 악순환을 만든다. 시간이 더 지나면 관절연골이 점차 닳아 없어지고 뼈가 직접 부딪히는 상태가 된다. 이는 결국 통증이 심하고 관절이 굳는 만성 질환인 '혈우병성 관절병증'으로 이어지게 된다.

근육도 마찬가지다. 혈우병 환자는 다리, 허벅지, 팔 등 큰 근육에 출혈이 잘 생기는데, 한 번 피가 고이면 근육이 붓고 단단해지며 통증이 심해진다. 근육 출혈이 반복되면 근육이 약해지고 고인 혈액이 신경이나 혈관을 압박해 마비나 감각 이상 같은 합병증으로 이어질 수 있다. 특히 앞서 설명한 장요근 출혈은 겉으로 잘 드러나지 않아 늦게 발견되기 쉬우므로 각별한 주의가 필요하다.

혈우병 환자에게 근골격계 합병증이 생기는 근본적인 이유는 반복적인 출혈을 완전히 막기 어렵기 때문이다. 그러나 치료제가 부족해 관절 손상이 흔하게 발생하던 과거와 달리, 최근에는 예방 요법이 보편화되면서 많은 환자가 관절을 비교적 건강하게 잘 보존하며 지내고 있다.

물론 예방 요법 중에도 간혹 출혈이 발생할 수 있고, 이미 손상된 관절은 쉽게 나아지지 않기에 꾸준한 관리와 재활은 여전히 중요하다.

결국 근골격계 관리의 핵심은 '출혈 자체가 문제의 시작점'임을 환자와 보호자가 잘 인지하는 것이다. 작은 출혈이라도 무시하지 않고 즉시 조기 치료하며, 일상생활 속에서 관절과 근육을 보호하는 습관을 갖추는 것이 혈우병 환자가 삶의 질을 높이는 가장 확실한 방법이다.

혈우병 환자에게 흔한 관절 출혈[2]

혈우병 환자에게 가장 흔하게 나타나는 근골격계 문제는 바로 관절 출혈이다. 건강한 사람에게는 큰 외상이 있을 때만 드물게 나타나는 관절 출혈이 혈우병 환자에게는 작은 충격이나 특별한 이유 없이도 쉽게 발생할 수 있다.

혈우병 환자의 관절 출혈은 특히 무릎, 발목, 팔꿈치 같은 관절에서 잘 생긴다. 한 번 출혈이 시작되면 같은 곳에 출혈이 반복되는 특성이 있다. 이렇게 출혈이 반복되면 관절이 점차 약해지다가 빠르게 손상되기도 한다. 그렇기에 손상되기 전에 서둘러 발견하고 조기 치료와 관리에 집중해야 한다.

먼저 증상을 살펴보자. 관절 안에 피가 차기 시작하면 처음에는 관절이 뻣뻣하고 불편한 느낌이 든다. 시간이 지나면서 관절이 붓고, 열감이 느껴지며, 통증이 점점 심해진다. 어린아이의 경우 "아프다"고 말하지 못하니 절뚝거리거나 특정 부위를 잘 쓰지 않으려는 행동으로 통증을 표현하기도 한다. 출혈이 심한 경우라면 관절이 눈에 띄게 붓고 만지면 뜨거운 열감이 느껴지기도 한다.

처음 생긴 관절 출혈은 적절히 치료하면 대부분 회복된다. 하지만 문제는 반복되는 출혈이다. 관절에 출혈이 반복되면 핏속의 단백질과 염증 물질이 관절막(활막)을 자극해 점점 두꺼워지게 만든다. 이렇게 두꺼워진 관절막은 출혈을 더 쉽게 일으켜 악순환을 만든다. 이와 함께 관절 속의 연골이 서서히 닳아 없어지고 뼈가 직접 맞닿으면서 관절이 굳고 통증이 심해진다. 이는 결국 혈우병성 관절 병증으로 이어질 수 있다.

혈우병 환자와 보호자라면 반드시 기억해야 한다. 관절에 불편감, 부기, 통증이 나타나면 바로 출혈을 의심해야 한다. 또 출혈이 의심되면 지체 없이 치료제를 투여하고, 필요하다면 의료진과 상의해야 한다.

세계혈우연맹(World Federation of Hemophilia, WFH)은 가이드라인을 통해 관절 출혈이 의심될 때는 되도록 빨리 응고인자 치료제를 투여할 것을 권장하고 있다. 치료는 출혈 초기에 할수록 효과가 크고, 관절 손상도 줄일 수 있다. 또한 출혈이 생긴 직후 대응법으로 'RICE 요법'을 권고하고 있는데, 이는 실질적인 증상 완화에 매우 중요하므로 아래 지침을 참고하길 바란다.

혈우병 환자의 출혈 대응 RICE 요법

R (Rest, 안정 취하기): 출혈이 생긴 관절을 쉬게 한다.
I (Ice, 냉찜질하기): 얼음찜질로 부기와 통증을 줄인다.
C (Compression, 압박하기): 필요시 압박 붕대를 사용해 부기를 줄인다.
E (Elevation, 높이기): 관절을 심장보다 높이 올려 부종을 감소시킨다.

출처: 세계혈우연맹(WFH)

다만, RICE 요법을 따른다고 관절을 지나치게 오래 움직이지 않은 채 두면 오히려 관절이 굳을 수 있기에 주의해야 한다. 급성기가 지나면 물리치료와 가벼운 운동을 시작하여, 관절이 다시 자연스럽게 움직일 수 있도록 관리하는 것이 중요하다.

혈우병성 관절병증

관절 출혈이 반복되면 시간이 지나면서 관절이 서서히 손상되고, 결국에는 혈우병성 관절병증이라는 만성 관절질환으로 진행될 수 있다. 이는 혈우병 환자에게 가장 큰 장애를 남기는 합병증 중 하나다.

앞서 설명했듯이 관절 안에서 출혈이 반복되면 혈중 단백질과 염증 물질이 관절막(활막)을 자극해 관절막이 점점 두꺼워지고, 이렇게 두꺼워진 관절막이 더 쉽게 출혈을 일으켜 악순환이 반복된다. 시간이 지나면서 관절을 보호하는 연골마저 닳아 없어지고 뼈가 직접 맞닿게 되면, 결국 관절이 변형되고 움직임이 제한되면서 만성적인 통증으로 이어진다[그림 6].

관절병증은 흔히 관절이 자주 붓고 아픈 증상으로 먼저 나타난다. 이어 관절의 움직임이 제한되면서 굳어서 잘 펴지지 않거나 구부러지지 않는다. 시간이 흐를수록 관절 주변 근육이 점차 약해지며 관절 기능은 더욱 불안정해진다. 이런 변화가 계속되면 일상생활에서 걷기, 계

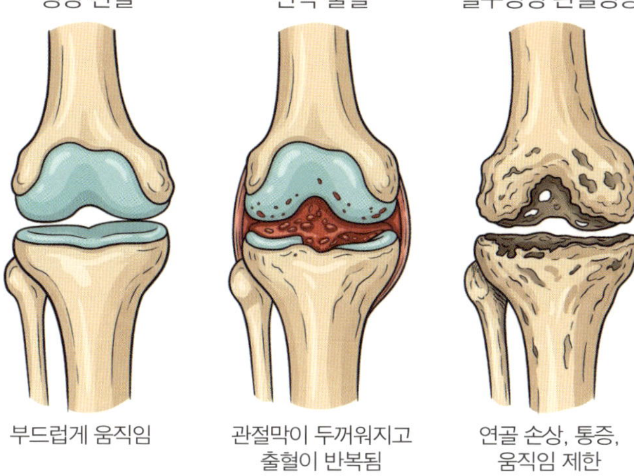

▲ **그림 6** 반복 출혈로 인한 관절병증 진행

단 오르기, 물건 들기 같은 기본적인 활동이 힘들어진다. 반복적인 관절 출혈 후 이와 같은 증상이 나타난다면 관절병증을 강하게 의심할 수 있다.

관절병증을 진단하기 위해서는 먼저 엑스레이 촬영(X선 검사)을 통해 뼈와 관절의 구조 변화를 확인하고, 관절초음파 검사를 통해 관절 내 출혈이나 활막 비후 여부를 간단히 살펴볼 수 있다. 좀 더 정확한 진단을 위해서는 MRI 검사를 시행해 관절막이나 연골의 세밀한 손상을 확인해야 한다.

세계혈우연맹은 예방 요법이 혈우병성 관절병증을 막는 가장 효과적인 방법이라고 권고한다. 꾸준히 예방 치료를 시행하면 관절 출혈 빈도가 크게 줄고, 장기적으로 관절 손상을 예방할 수 있다. 이미 관절 손상이 시작된 경우라도 출혈을 최소화하면 진행 속도를 늦추는 데 도움이 된다.

또한 물리치료와 적절한 운동은 관절의 기능을 유지하는 데 매우 중요하다. 관절이 약해졌다고 해서 움직이지 않으면 오히려 근육이 약해져 관절 손상이 더 빠르게 진행될 수 있다. 이때 물리치료나 운동은 전문 물리치료사의 지도를 받아 안전하게 진행하는 것이 좋다.

겉으로 잘 보이지 않는 근육 출혈

혈우병 환자에게는 관절 출혈만이 아니라 근육 안에 출혈이 생기는 일도 흔하다. 특히 근육 출혈은 겉으로 잘 드러나지 않아 발견이 늦어지는 경우가 많다. 이때 치료가 늦어지면 심각한 합병증으로 이어질 수 있으므로 주의해야 한다.

혈우병 환자의 근육 출혈은 특히 허벅지 근육(이 중에서도 장요근), 종아리 근육, 팔 근육, 엉덩이 근육처럼 몸의 큰 근육에서 잘 발생한다. 특히 장요근 출혈은 복부 깊숙한 곳에서 일어나 눈으로 확인하기 어렵고 초기 증상이 뚜렷하지 않아 발견이 늦어지는 경우가 많다.

장요근에 출혈이 생기면 허리나 엉덩이에 통증이 나타나거나 다리 움직임이 제한될 수 있다. 또한 해당 부위에 통증이 지속되면서 근육이 붓고 단단해지며, 움직일 때 불편감이 동반되기도 한다. 심한 경우 근육 속에 고인 혈액 덩어리가 신경을 눌러 저림, 감각 이상, 힘 빠짐과 같은 신경 증상이 나타날 수 있다.

또한 종아리나 허벅지처럼 공간이 제한된 근육 부위에 피가 많이 고이게 되면, 혈관과 신경이 눌리면서 '구획증후군'이라는 응급 상황으로도 이어질 수 있다.

세계혈우연맹은 근육 출혈이 의심될 때는 즉시 응고인자 보충 치료를 시작하라고 권고한다. 출혈이 커질수록 합병증 위험도 함께 커지기 때문에 조기 치료가 무엇보다 중요하다.

다만 비응고인자 제제로 예방 요법을 시행 중이라면

출혈 근육의 종류나 정도에 따라 휴식과 냉찜질을 하면서 기다려볼 수도 있다. 냉찜질은 통증과 부종을 완화하는 데 도움이 된다. 장요근 출혈처럼 깊은 근육에서 출혈이 발생했을 때는 초음파나 CT, MRI와 같은 영상 검사가 필요할 수 있다.

근육 출혈을 제때 치료하지 않고 방치하면 근육이 약해지고, 신경 손상이나 움직임 제한으로 이어질 수 있다. 특히 구획증후군으로 진행되면 영구적인 신경 손상이나 근육 괴사 같은 심각한 합병증이 발생할 수 있으므로, 조기 진단과 치료가 무엇보다 중요하다. 또한 작은 근육 출혈도 반복되면 기능 저하로 이어질 수 있으니, 초기 치료와 함께 꾸준한 재활 관리에 신경 써야 한다.

혈우병 환자에게 근골격계 관리는 '평범한 일상과 활동성'을 지키는 적극적인 치료 과정이다. 관절과 근육에 보이는 작은 신호도 무시하지 말고 세심하게 관찰하며, 철저한 예방 요법과 꾸준한 재활을 실행하는 것은 혈우병 환자 건강 관리의 필수 조건임을 기억해야 한다.

통증 관리와 수술적 치료

혈우병 환자에게 통증은 일상에서 흔히 마주하는 문제다. 관절이나 근육에 출혈이 생기면 급성 통증이 나타나고, 출혈이 반복되면 관절 손상이 진행되어 만성 통증으로 이어지기도 한다. 혈우병 환자에게 통증 관리는 단순히 불편한 증상을 줄이는 것을 넘어, 삶의 질을 좌우하는 중요한 치료 목표이기도 하다.

삶의 질을 좌우하는 통증 관리

급성 통증은 주로 관절이나 근육 출혈로 인해 생긴다. 이 경우 통증 조절의 핵심은 무엇보다 출혈을 신속하게 멈추는 것이다. 앞서 이야기한 RICE 요법(안정, 냉찜질, 압박, 높게 올려 두기)으로 부종과 통증을 완화할 수 있으며, 필요에 따라 진통제를 사용할 수도 있다. 이때 아세트아미노펜 성분의 진통제가 가장 일반적으로 권장된다.

만성 통증의 원인은 주로 반복된 출혈로 발생하는 혈우병성 관절병증이다. 이때 통증은 지속적이고 둔한 양상으로 나타나며, 관절 움직임이 제한되는 증상을 동반하기도 한다.

통증을 줄이는 근본적인 방법은 평소 예방 요법을 통해 출혈 자체를 줄이는 것이다. 또한 물리치료를 통해 스트레칭과 근력 강화, 관절 가동 범위 운동 등을 병행하는 것도 도움이 된다. 필요에 따라 약물 치료를 할 수 있는데, 이때는 출혈 위험이 비교적 적은 선택적 COX-2 억제제 계열의 소염진통제나 국소 치료 등을 적절히 활용할 수 있다. 이러한 통증 관리는 의료진과 충분한 상담 후 개별 환자 상태에 맞춰 이루어져야 한다.

수술 치료가 필요한 경우

관절과 근육의 손상이 심해져 약물치료와 물리치료만으

로는 기능을 회복하기 어려운 상황이 생길 수 있다. 이때는 수술적 치료 같은 외과적 치료가 필요하다. 예를 들어, 다음과 같은 경우에 수술을 고려할 수 있다.

- 관절 손상이 심하고 통증이 일상생활을 방해하는 경우
- 약물치료와 재활치료를 충분히 했음에도 효과가 미미한 경우
- 관절이 심하게 변형되어 걷거나 움직이기 어려운 경우
- 관절막(활막)이 두꺼워져 관절 출혈이 반복되는 경우

대표적인 수술로는 활액막 절제술이 있다. 이는 관절 안에서 출혈을 자주 일으키는 두꺼워진 활막을 제거하는 수술로, 관절 출혈 빈도를 줄이고 통증을 완화하는 데 도움이 된다. 이 수술은 관절 손상이 심하게 진행되기 전에 시행할수록 효과적이다.

관절 치환술은 무릎, 고관절, 어깨 등에 심하게 손상된 관절을 인공관절로 바꾸는 수술이다. 통증을 줄이고 관절 기능을 회복하는 데 큰 도움이 될 수 있지만, 비교적 큰 수술에 해당하기에 수술 후 재활치료가 매우 중요하다. 이 밖에도 관절의 변형을 교정하거나, 근육·힘줄 문제를

바로잡기 위한 정형외과적 교정 수술을 시행하기도 한다.

혈우병 환자가 수술을 받을 때 무엇보다 가장 중요한 것은 출혈을 예방하기 위한 응고인자 치료다. 수술 전부터 적절한 용량의 응고인자를 투여해야 하며, 수술 후 회복 과정에서도 일정 기간 응고인자 보충이 필요하다.

예방 요법으로 비응고인자 제제를 투여하고 있는 환자의 경우에도 수술 종류와 범위에 따라 적절한 응고인자 투여가 필요할 수 있다. 수술 후에는 재활치료와 지속적인 관리가 병행되어야 좋은 치료 결과를 기대할 수 있다.

비록 관절 손상이 이미 진행된 상태라 하더라도, 적절한 통증 관리와 수술적인 치료, 체계적이고 꾸준한 재활운동이 함께 이루어진다면 삶의 질은 충분히 개선될 수 있다. 이런 마음가짐으로 의료진과 긴밀히 소통하며 자신만의 관리 루틴을 만들어가길 바란다.

PART 3

혈우병 함께하기

특별한 상황별 관리: 수술, 치과 진료, 예방접종

일반적인 수술이나 치과 진료, 예방접종 같은 비교적 흔한 의료 처치 상황도 혈우병 환자에게는 막연한 두려움으로 다가온다. 언제 어떻게 출혈이 일어날지, 또 어떻게 잘 지혈될지 불안정하기 때문이다. 하지만 기본적인 대비와 질환에 대한 이해, 그리고 의료진과의 긴밀한 협력이 있다면 이러한 상황도 안전하게 관리하며 충분히 대처해 나갈 수 있다.

수술 및 침습적 시술 시[2]

혈우병 환자도 혈우병 합병증이나 다른 질환으로 인해 수술이나 침습적 시술을 해야 할 때가 있다. 혈우병 환자의 수술은 일반 환자보다 더 세심한 계획과 의료진과의 긴밀한 협력이 필요하다. 물론 준비만 잘 이뤄진다면 충분히 안전하게 시행할 수 있다.

먼저 안전한 수술을 위해서는 수술 전후뿐만 아니라 회복과 재활에 응고인자 투여가 필요하다. 인자 투여 외에도 항섬유소용해제나 국소 지혈제를 추가로 사용할 수 있다. 경증 환자거나 출혈 위험이 크지 않은 시술의 경우에는 이러한 보조적 제제를 함께 쓰는 것만으로도 시술이 가능할 수 있으니 사전에 확인해 둔다.

또한 모든 혈우병 환자는 수술 전후 평가에서 반드시 억제인자 스크리닝 및 검사를 받아야 한다. 억제인자가 확인되면 투여하는 응고인자 제제를 변경해야 하기 때문이다. 특히 처음으로 집중적인 인자 교체를 받는 환자나 경증 혈우병 A 환자는 억제인자 발생 위험이 크므로 수술 전뿐만 아니라 수술 후에도 억제인자 검사를 받는 것이 권장된다.

혈우병 환자에게 척추마취는 출혈 위험으로 인해 권장되지 않는다. 꼭 필요한 경우에는 적절한 응고인자를 보충하는 가운데 주의 깊게 시행해야 한다.

경미한 수술은 최소 3일, 주요 수술은 최소 7~10일간 응고인자 제제 투여를 지속해야 한다. 최근에는 비응고인자 제제를 투여하면서 수술하는 환자가 늘고 있다. 경미한 수술은 별도의 응고인자 제제 투여 없이 진행한 뒤 이후 출혈 여부에 따라 투여 여부를 결정하기도 한다.

치과 진료와 구강 관리

나는 외래 진료를 할 때 내원하는 환자들에게 정기적으로 치과 진료를 받고 있는지 자주 확인하곤 한다. 혈우병 환자에게 구강 건강을 잘 유지하고 치과 질환을 예방하는 일은 단순히 위생 관리를 넘어, 출혈 합병증을 예방하는 중요한 관리 요소이기 때문이다.

치주 질환이나 충치는 심각한 잇몸 출혈을 유발할 수 있다. 특히 중증 및 중등증 혈우병 환자에서 그 위험이 더 크다. 또한 예방 관리가 이루어지지 않으면 치과 수술이 필요해질 가능성도 높아진다. 지과 치료 후 출혈이 지속될 경우 심각한 합병증 또는 생명을 위협하는 상황으로까지 이어질 수 있기에, 혈우병 환자에게 예방적 치과 진료와 구강 건강 관리를 자꾸 강조하는 것이다.

치과 진료를 받을 때도 몇 가지 주의사항이 있다. 구강 수술이나 침습적 치과 시술 시 출혈을 줄이려면 미리 응고인자 투여를 계획해야 한다. 특히 발치나 임플란트, 치주 수술, 잇몸 생검 같은 구강 내 침습적 시술을 할 경우 그 전에 반드시 담당 의사와 상담하여 개인 맞춤형 지혈 계획을 세워야 한다. 항섬유소용해제를 치과 수술이나 발치 전후 보조 치료로 사용하면 응고인자 투여 효과를 높이고 필요량을 줄이는 데 도움이 된다.

치료 후 관리도 중요하다. 환자는 수술 후 최소 3~5일 동안 부드러운 음식을 섭취하고, 상처 부위 주변은 혈전이 떨어지거나 상처 치유에 방해가 되지 않도록 아주 조심스럽게 칫솔질해야 한다.

스케일링 후 중환자실까지 간 환자

기억에 남는 환자가 있다. 중등증 혈우병 환자인데, 집 근처 치과에서 스케일링을 받으면서 자신이 혈우병 환자임을 알리지 않았고, 사전 응고인자 제제 투여도 하지 않은 채 시술을 진행했다. 집에 돌아온 후 출혈이 있는 것 같아

자가로 응고인자 제제를 투여했으나 잇몸 안쪽의 출혈이 지속되면서 턱 아래와 기도 주변까지 부종이 발생하고 말았다. 환자는 그제야 병원을 찾았고, 결국 기도 압박 증상까지 나타나 중환자실에서 치료를 받아야 했다.

출혈이 겉으로 드러나는 경우는 비교적 쉽게 인지하고 대응할 수 있지만, 보이지 않는 안쪽으로 출혈이 발생하면 발견이 늦어져서 치료가 더 어려워지는 경우가 적지 않다. 치과 치료에서도 특히 주의해야 할 부분이다.

예방접종 시 주의 사항

감염성 질환을 예방하기 위해 맞는 예방접종은 혈우병 환자에게도 매우 중요하다. 혈우병 환자는 해당 연령대에 권장되는 모든 예방접종을 받는 것이 바람직하다. 이때 예방접종은 근육주사나 피내주사보다는 피하주사로 접종받는 것이 좋다. 중증 혈우병 환자에게 불가피하게 근육주사기 필요한 경우에는 사전에 응고인자 농축세를 투여해야 한다. 또한 가능한 한 가장 가는 바늘(25~27게이지)을 사용하는 것이 권장된다. 주사 후에는 최소 10분간 충분히 압박해 출혈과 부종을 줄여야 한다. 헴리브라를 투여하는 환자의 경우 일반적으로 근육주사가 가능하나 주사 후 충분히 압박하고 지연 출혈도 세심히 관찰할 필요가 있다.

혈우병 진단 이전인 1세 미만의 영아에게 근육주사로 허벅지에 예방접종을 했다가 근육 출혈이 발생하는 일도 종종 발생한다. 이때 겉으로 멍이 잘 보이지 않아 출혈을 인지하지 못하고 있다가 진단이 늦어지는 사례가 있으니 각별한 주의가 필요하다.

수술이나 시술, 치과 진료, 예방접종과 같은 일상적인 의료 행위도 혈우병 환자들에게는 사전 준비와 맞춤형 관리가 꼭 필요하다. 의료진과의 충분히 소통한 후 위험을 최소화한다면 이런 상황에서도 충분히 안전하게 치료와 관리를 이어갈 수 있다.

혈우병 환자들의 동반 질환 대응법[12]

혈우병 치료 기술의 발전으로 환자들의 기대 수명이 과거에 비해 크게 늘었다. 안전하고 효과적인 응고인자 제제와 비응고인자 제제 개발은 혈우병 환자들도 일반인과 다름없는 장수 시대를 맞이하게 했다. 하지만 수명 연장과 함께 새로운 과제가 등장했다. 과거에는 드물었던 심혈관 질환, 대사 질환, 신장 질환, 암 등 다양한 '동반 질환'이 새로운 도전 과제로 떠오른 것이다.

고령 혈우병 환자에게 발생하는 동반 질환은 기본적으로 같은 연령대 일반인들과 동일하게 관련 분야 전문의와 상담하여 치료하면 된다. 다만 침습적 시술이 필요하거나

출혈 위험이 큰 약물을 사용해야 할 때는 혈우병 전문의
와 협력하여 치료 계획을 세심하게 조정해야 한다.

암(악성종양)

암 발병 위험은 나이가 들면서 증가하며, 이는 혈우병 환
자에게도 예외가 아니다. 특히 HIV와 C형 간염 바이러스
에 감염되었던 혈우병 환자들은 비호지킨 림프종, 기저세
포암, 간세포암 등의 발생률이 더 높을 수 있어, 각별한 주
의와 정기적인 관찰이 필요하다. 최근 연구에 따르면, 만
성 간염으로 인한 간세포암을 제외하면 혈우병 환자의 암
사망률은 일반인과 비슷한 수준으로 나타났다.

다만 혈우병 환자는 암 치료 시 출혈 위험을 유의해야
한다. 조직 검사와 같은 침습적 진단은 물론, 항암화학요
법이나 방사선 치료로 인해 혈소판 수치가 급격히 낮아
지면 출혈 위험이 더 커질 수 있다. 따라서 침습적 시술을
할 때만이 아니라, 화학요법이나 방사선 치료로 인해 혈
소판 감소증이 있는 경우에도 지속적인 예방 요법으로 지
혈 상태를 안정적으로 유지하는 것이 중요하다.

대사증후군과 비만

대사증후군은 주로 비만과 신체 활동 부족으로 인해 발생한다. 혈우병 환자의 경우, 심한 혈우병성 관절병증으로 신체 활동이 줄면서 특히 고령층에서 비만 문제가 흔하게 관찰된다.

비만(체질량지수(BMI) 30kg/m^2 이상)은 전 세계적으로 선진국 일반인에게도 중요한 건강 문제이지만 혈우병 환자에게도 주요한 건강 관리 과제 중 하나다. 이는 관절 손상이 심한 고령 환자에만 해당하는 문제가 아니라 어린이와 성인 환자 모두에게 영향을 미친다.

특히 비만은 다리 관절의 운동 범위와 기능에 크게 영향을 주고 관절 통증을 악화시켜 전반적인 삶의 질을 떨어뜨릴 수 있다. 또한 출혈 빈도에도 영향을 줄 수 있다. 일부 비만 환자의 경우 신체 활동량이 매우 적다 보니 외상성 출혈률이 감소할 수 있지만, 늘어난 체중이 관절에 지속적인 부담을 주면서 오히려 관절 출혈이 더 자주 발생하는 경향이 있다. 따라서 적절한 체중 관리는 혈우병 환자에게 꼭 필요한 건강 관리의 한 부분이다.

당뇨병

고령 혈우병 환자의 당뇨병 위험은 일반인과 유사하다. 따라서 당뇨병 선별 검사와 관리 전략도 일반적인 지침을 따른다. 인슐린 치료가 필요한 경우, 인슐린 주사는 피부 아래에 놓는 피하주사 방식이어서 별도의 응고인자 보충 없이도 안전하게 투여할 수 있다.

골다공증

혈우병 환자는 일반인에 비해 골밀도가 낮은 경향이 있다. 골밀도 저하는 반복적인 관절 출혈로 인해 관절병증이 오거나 관절 기능이 저하되고, 활동량이 감소하며 근육이 위축되어 나타나는 것으로 보인다.

골다공증을 예방하기 위해서는 젊은 시절부터 관절 건강이 허용하는 범위 내에서 골밀도를 높여주는 체중 부하 운동이나 적절한 스포츠를 즐겨 골량을 증가시키는 것이 중요하다. 이미 골감소증이 진행된 환자라면 전문의의 처방에 따라 칼슘, 비타민 D 보충제 또는 비스포스포네이트 같은 치료제를 사용할 수 있다.

노화에 따른 고혈압

여러 연구에 따르면, 혈우병 환자는 일반인에 비해 평균 혈압이 더 높고 고혈압 유병률 또한 최대 두 배까지 높다고 한다. 고혈압은 노화, 당뇨병, 이상지질혈증, 비만, 높은 체질량지수 등과 같은 일반적인 위험 요인과 밀접한 관련이 있다. 하지만 왜 유독 혈우병 환자에게 고혈압 유병률이 높은지는 아직 명확한 원인이 밝혀지지 않았다.

고혈압은 혈우병 환자에게 더 치명적일 수 있는 심혈관 질환, 신장 질환, 두개 내 출혈(뇌출혈)의 주요 위험 요인이다. 따라서 고혈압이 있는 혈우병 환자는 출혈 위험을 최소화하면서 정기적인 혈압 측정과 함께 적절한 치료와 생활 습관 관리를 병행해야 한다.

고콜레스테롤혈증

연구 보고에 따르면, 혈우병 환자의 평균 콜레스테롤 수치는 일반인보다 낮은 경향을 보인다. 하시만 심혈관 질환 위험이 있는 고령 혈우병 환자의 경우, 정기 검사를 통해 총 콜레스테롤과 HDL(고밀도 콜레스테롤), LDL(저밀도 콜레스테롤) 수치를 꼼꼼히 확인하는 것이 좋다. 만약 콜레스테롤 수치가 높게 나타난다면 일반적인 치료 지침에 따라 적극적인 관리와 치료를 받는 것이 권장된다.

이제 혈우병 치료은 단순히 '출혈을 조절하는 것'을 넘어 '건강하게 나이 드는 것'으로 변화하고 있다. 기대 수명이 늘어나면서 고혈압, 당뇨, 암과 같은 동반 질환이 혈우병 관리를 더욱 복잡하게 만들기도 하지만, 이는 혈우병 환자만이 겪는 특별한 어려움이라기보다 100세 시대를 살아가는 모두가 함께 대처해야 할 과정이다.

혈우병은 관리하는 병이다. 혈우병 외에도 다른 건강 지표들에 관심을 두며, 정기적인 건강검진을 통해 질환을 조기에 발견하고 의료진과 긴밀히 협력해 나간다면 혈우병과 함께하는 노년도 일반인과 같이 활동적인 삶의 여정이 될 것이다.

혈우병과 함께 살아가기
Q&A

혈우병은 단순히 한 번의 치료로 끝나는 질환이 아니다. 평생 관리가 필요한 만성 질환이다. 그러나 관리 방법이 나날이 발전하고 있고, 치료의 폭도 넓어지면서 환자들은 이전보다 훨씬 더 자유롭고 안정적인 삶을 살아갈 수 있게 되었다.

이 장에서는 환자와 가족들이 일상에서 궁금해하는 질문과 답변을 통해, 혈우병을 삶의 일부로 받아들이고 함께 관리하며 미래를 계획하고 주도적으로 살아가는 법을 살펴보려 한다.

혈우병 관리의 핵심은 예방 요법과 꾸준한 자기관리다. 정기적으로 응고인자를 투여하거나 새로운 비인자 제제를 사용해 치료하더라도, 그 바탕에는 출혈을 예방하는 건강한 일상 속 자기관리 습관이 자리 잡고 있어야 한다. 출혈 위험을 높이거나 관절과 근육 손상을 악화시키는 생활 방식은 질환의 경과에 큰 영향을 미칠 수 있다. 그렇기에 일상에서의 작은 습관과 관리가 중요하다.

규칙적인 운동은 관절의 유연성을 유지하고, 근육을 강화하여 출혈 위험을 줄이는 데 도움이 된다. 수영, 걷기, 자전거 타기처럼 관절에 부담이 적은 운동을 주로 권한다. 반면 축구나 격투기 같은 격렬한 접촉 운동은 가급적 피하는 것이 바람직하다. 운동 전에는 반드시 충분히 스트레칭을 하고, 필요에 따라 운동 전에 예방적으로 응고인자를 투여하면 보다 안전하게 활동할 수 있다.

❶ 식단 관리나 체중 조절이 필요할까?

과체중이나 비만은 관절 손상의 주요한 위험 요인이다. 균형 잡힌 식단과 적절한 운동으로 체중을 관리하면 출혈 위험을 줄일 수 있다. 또한 골밀도 유지를 위해 비타민 D 와 칼슘 섭취가 도움이 될 수 있다.

❶ 학교나 직장 등 사회생활에서 주의할 점은 무엇일까?

혈우병은 적절히 관리한다면 대부분 일상생활과 학업, 직장 생활에 지장을 주지 않는다. 다만 갑작스럽게 출혈이 발생했을 때 빠르게 대처할 수 있도록 주변 사람들에게 자신의 질환을 알리고, 평소 응급키트나 환자 카드를 소지하는 것이 좋다. 또 학교에서는 체육 활동 전에 지도 교사에게 미리 알리고 충분히 소통한다.

❶ 주변에 혈우병이 있다는 사실을 알려야 할까?

친구나 동료에게 질환을 알리는 것은 용기가 필요한 일이다. 그러나 질환을 숨기기보다 필요한 범위 내에서 솔직하게 설명할 때 오히려 주변의 지지와 이해라는 더 큰 힘을 얻을 수 있다.

Q 여행을 가도 될까?

준비를 잘 갖춘다면 여행도 충분히 가능하다. 여행 기간에 맞게 충분한 응고인자 제제와 상비약을 여유 있게 챙기고, 가능하면 원래 포장상태로 가져가는 것이 좋다. 응고인자는 온도에 민감하므로 냉장 보관이 가능한 가방을 사용하는 것이 바람직하다. 비응고인자 제제를 투여하는 환자라면 투여 일정을 미리 주치의와 상의해야 한다. 여행 전에 가까운 의료기관의 위치를 파악해 두는 것도 도움이 된다. 해외여행이나 장거리 여행 시에는 영문 진단서와 응급용 응고인자 제제를 지참한다.

Q 아이가 학교생활이나 또래 관계에서 위축되지는 않을까?

혈우병은 정서적·사회적 영향을 주기도 한다. 특히 어린 시절부터 반복되는 출혈과 잦은 병원 방문은 불안감, 위축감, 자신감 부족으로 이어질 수 있다. 그렇기에 심리적 지지와 사회적 관계망이 매우 중요하다. 혈우병 환아를 둔 부모라면 과도하게 보호하기 보다 환아가 스스로 판단하고 행동할 수 있도록 자율성을 길러주어야 한다. 지나

친 통제는 의존성을 키우고, 반대로 방임은 위험을 초래
할 수 있으므로 균형 잡힌 지지가 필요하다.

**Q 청소년기를 지나 성인이 되는 환자에게 필요한 지침
은 무엇일까?**

성장기에서 성인기로 넘어가는 시기에는 이행기 관리
(Transition care)가 중요하다. 부모나 보호자의 도움을 받던
진료에서 환자 스스로 주도하는 진료로 옮겨가는 시기에
는 많은 변화가 따른다. 이 과정에서 환자는 자가 투약 기
술을 완벽히 익히고, 자신의 질환에 대한 기본 정보와 출
혈 이력 및 경향을 파악해 스스로 관리할 수 있어야 한다.
또한 진로나 직업 선택, 임신·출산 등 생식 건강과 관련한
상담을 충분히 받는 것도 중요하다. 환자가 자신의 질환
을 올바르게 이해하고 관리할 수 있도록 체계적인 교육이
이루어져야 한다.

**Q 고령 혈우병 환자가 가장 주의해서 관리해야 할 문제
는 무엇일까?**

고령 혈우병 환자가 증가하고 있는 것은 최근 나타난 중

요한 변화 중 하나다. 의료 기술의 발달로 혈우병 환자의 기대 수명이 일반인과 비슷한 수준까지 연장되면서, 혈우병 환자 역시 고혈압, 당뇨, 심혈관 질환 같은 만성 질환을 함께 겪는 경우가 늘고 있다. 이때 치료에 사용되는 항응고제나 항혈소판제가 혈우병 환자에게 출혈 위험을 높일 수 있으므로 각별한 주의가 필요하다. 어떤 진료를 받더라도 자신이 혈우병 환자임을 의료진에게 반드시 알리고 필요한 경우 협진을 받아야 한다. 정기적인 건강검진과 함께 체계적인 관리가 중요하다.

Q 혈우병이 완치되는 날이 올까?

혈우병 치료는 지금도 빠르게 진화하고 있다. 응고인자 제제의 반감기가 지속적으로 연장되고 있으며, 비인자제(non-factor therapy)가 일상 치료의 중심으로 자리 잡고 있다, 유전자 치료 또한 더 이상 먼 미래의 이야기가 아니다. 이제 혈우병 치료는 단순한 '치료'의 단계를 넘어 '치유(cure)'의 단계로 나아가고 있다. 특히 AAV 기반 유전자 치료뿐만 아니라 RNA 기반 조절 치료, 세포치료(cell therapy), 인공지능(AI)을 활용한 출혈 예측 관리까지 다양한 연구가 진행되고 있다. 이러한 변화는 단순히 약제의 발전을 넘어, 혈우병 환자의 삶의 질을 근본적으로 바꾸는 중요한 전환점이 될 것이다.

Q 혈우병이 있거나 보인자인 여성도 안전하게 임신과 출산을 계획할 수 있을까?

일부 여성 보인자는 응고인자 수치가 낮아 생리 과다나 시술 후 출혈을 경험하기도 한다. 개별적 상황에 따라 출혈 경향이 다양할 수 있으니, 혈우병 센터에서 응고인자 검사와 상담을 받는 것이 필요하다. 최근에는 여성 환자의 출혈 문제도 적극적인 치료 대상으로 포함되고 있다. 임신·출산 과정에는 출혈 위험이 있으므로, 임신 전 유전자 검사와 응고인자 수치 측정, 고위험 산과와 혈액분과 전문의와의 협진, 계획적인 관리가 중요하다. 출산 시에는 출혈 모니터링, 응고인자 보충 등이 필요하므로 전문가와 긴밀히 상의하는 것이 바람직하다. 적절한 관리가 이루어지면 대부분 산모가 안전하게 출산할 수 있다.

치료를 넘어 일상으로,
함께 걷는 마음으로

이 책의 마지막 장을 덮으며, 제 진료실을 거쳐 간 수많은 얼굴이 떠오릅니다. 혈우병이라는 이름의 긴 여정을 기록하며 제가 전하고 싶었던 것은 단순한 의학적 지식만이 아닙니다. 그 지식이 환자와 가족의 삶 속에서 어떻게 용기가 되고 다시 평범한 일상으로 피어나는지에 대한 응원이었습니다.

처음 혈우병 진단을 받고 세상을 다 잃은 듯한 표정으로 진료실을 나서던 부모님들의 뒷모습이 눈에 선합니다. 아이의 작고 여린 혈관에 주삿바늘을 꽂아야 한다는 사실에 손을 떨며 눈물짓던 모습들. 그 곁에서 의사로서 할 수 있는 최선의 처방을 내리면서도, 한편으로는 그분들이 짊어진 마음의 무게를 다 헤아리지 못해 늘 안타까운 마음이었습니다.

하지만 시간이 흘러, 주사 때마다 온몸을 긴장하며 울던 아이가 이제는 제법 의젓하게 앉아 자신의 수치를 묻고 스스로 치료제를 투여한 뒤 활기차게 학교로 향하는 모습을 봅니다. 그 성장은 단순히 아이의 키가 자란 것만을 의미하지 않습니다. 질환에 함몰되지 않고 자신의 삶을 스스로 돌보기 시작했다는 신호이자 곁에서 묵묵히 버텨온 가족들의 인내와 노력이 빚어낸 결실입니다.

의학은 멈추지 않고 앞으로 나아갑니다. 제가 처음 진료를 시작했을 때와 비교하면 지금의 치료제는 비약적으로 발전했습니다. 투약 횟수는 줄었고, 예방효과는 강력해졌습니다. 오늘의 치료가 어제보다 안전해졌듯이 내일의 치료는 오늘보다 훨씬 편리해질 것입니다. 미지않은 미래에는 유전자 치료를 비롯한 더 근본적인 해결책들이 우리 앞에 놓일 것입니다.

그러나 제가 오랜 시간 환자들을 지켜보며 깨달은 것은 가장 강력한 치료제는 기술 그 자체가 아니라 '희망을 포기하지 않는 마음'이라는 점입니다. 의학 기술이 아무리 정교해져도, 그것을 일상으로 가져와 꾸준히 관리하고 자신의 삶을 긍정하는 환자의 의지가 없다면 치료는 완성되지 않습니다. 혈우병은 단지 우리 몸의 응고인자가 조금 부족한 상태일 뿐, 삶 전체가 제약받아야 한다는 뜻은 결코 아닙니다.

진정한 변화는 병원이 아니라 여러분의 집, 학교, 그리고 일터에서 일어납니다. 매일의 세심한 관리, 고된 치료 과정을 거르지 않는 성실함, 그리고 '나는 할 수 있다'는 믿음. 그 꾸준함 자체가 가장 위대한 용기이자 치료의 과정입니다. 저는 진료실에서 그 용기를 목격할 때마다 의사로서 가장 큰 보람과 배움을 얻습니다.

이 책을 마무리하며, 이 순간에도 막막함을 느끼고 있을 누군가에게 다시 한 번 말씀드리고 싶습니다. 혈우병은 결코 혼자 짊어져야 할 짐이 아닙니다. 의료진과 소통하고, 가족과 나누며, 같은 길을 걷는 이들과 연대할 때 그

짐은 충분히 감당할 수 있는 무게가 됩니다.

혈우병은 꾸준한 관리로 평범한 일상을 누릴 수 있는 병입니다. 치료는 단순한 의학적 처치를 넘어 잃어버렸던 삶의 영역을 당당히 되찾는 과정입니다. 여러분이 내딛는 그 모든 발걸음이 '혈우병 환자'라는 수식어를 넘어, 빛나는 자기 자신으로 살아가는 여정이 되기를 진심으로 응원합니다.

혈우병은 함께 관리할 수 있습니다.

참고문헌

1 Nelson Textbook of Pediatrics. 22nd ed. (2023) Philadelphia: Elsevier.

2 WFH Guidelines for the Management of Hemophilia, 3rd edition (2020) Haemophilia

3 ISTH recommendations on the diagnosis of hemophilia (2023) Journal of Thrombosis and Haemostasis

4 Definitions in hemophilia: communication from the SSC of the ISTH. (2014) Journal of Thrombosis and Haemostasis

5 How we treat a hemophilia patient with an inhibitor. (2022) Blood.

6 The past and future of haemophilia: diagnosis, treatments, and its complications. (2016) Lancet.

7 Guidance on the use of emicizumab in hemophilia A patients (2020) Journal of Thrombosis and Haemostasis

8 Rebalancing therapies in hemophilia. (2023) Haemophilia.

9 Overview of gene therapy for hemophilia: questions and answers to navigate the innovation (2026) Journal of Thrombosis and Haemostasis

10 Multiyear Follow-up of Valoctocogene Roxaparvovec Gene Therapy for Hemophilia A (2023) NEJM

11 Final Analysis of a Study of Etranacogene Dezaparvovec for Hemophilia B (2025) NEJM

12 The aging hemophilia patient. (2025) Hematology

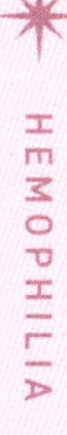
HEMOPHILIA

혈우병

지은이 | 박영실

펴낸날 | 1판 1쇄 2026년 4월 20일

대표이사 | 양경철
편집주간 | 박재영
편집 | 최문주
진행 | 지은정
디자인 | 박찬희
발행처 | ㈜청년의사

발행인 | 양경철
출판신고 | 제313-2003-305(1999년 9월 13일)
주소 | (04074) 서울시 마포구 독막로 76-1(상수동, 한주빌딩 4층)
전화 | 02-3141-9326
팩스 | 02-703-3916
전자우편 | books@docdocdoc.co.kr
홈페이지 | www.docbooks.co.kr

ⓒ 박영실, 2026

이 책은 ㈜청년의사가 저작권자와의 계약을 통해 대한민국 서울에서 출판했습니다.
저작권법에 의해 보호를 받는 저작물이므로 무단전재와 복제를 금합니다.

ISBN 979-11-93135-43-3 (93510)

- 책값은 뒤표지에 있습니다.
- 잘못 만들어진 책은 서점에서 바꿔드립니다.

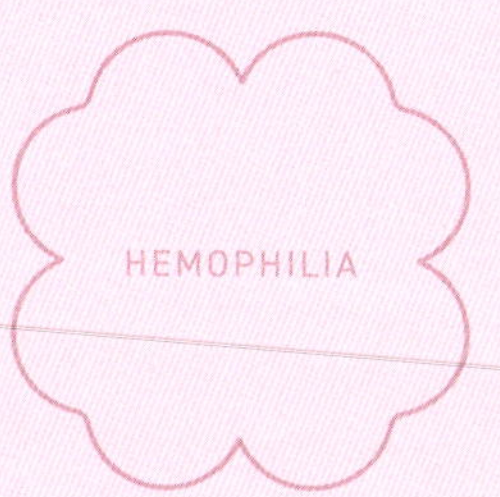
HEMOPHILIA

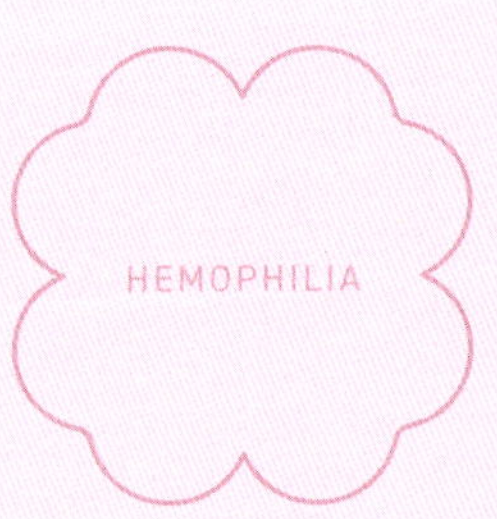
HEMOPHILIA